2.45

Dr Stéphane BONNAMOUR

Ex-Interne des Hôpitaux de Lyon,
Ex-Préparateur d'Histologie à la Faculté de Médecine

Travail du Laboratoire d'Anatomie générale de l'Université de Lyon

Étude Histologique

des Phénomènes de Sécrétion

de

la Capsule Surrénale

chez les Mammifères

LYON. — IMP. A. REY

ÉTUDE HISTOLOGIQUE

DES PHÉNOMÈNES DE SÉCRÉTION

DE

LA CAPSULE SURRÉNALE

CHEZ LES MAMMIFÈRES

TRAVAIL DU LABORATOIRE D'ANATOMIE GÉNÉRALE DE L'UNIVERSITÉ DE LYON

ÉTUDE HISTOLOGIQUE
DES PHÉNOMÈNES DE SECRÉTION
DE
LA CAPSULE SURRÉNALE
CHEZ LES MAMMIFÈRES

PAR

Le Dr Stéphane BONNAMOUR

Ex-Interne des Hôpitaux de Lyon,
Ex-Préparateur d'Histologie à la Faculté de Médecine.

LYON
A. REY & Cie, IMPRIMEURS-ÉDITEURS DE L'UNIVERSITE
4, RUE GENTIL, 4

1905

A LA MÉMOIRE DE MON PÈRE

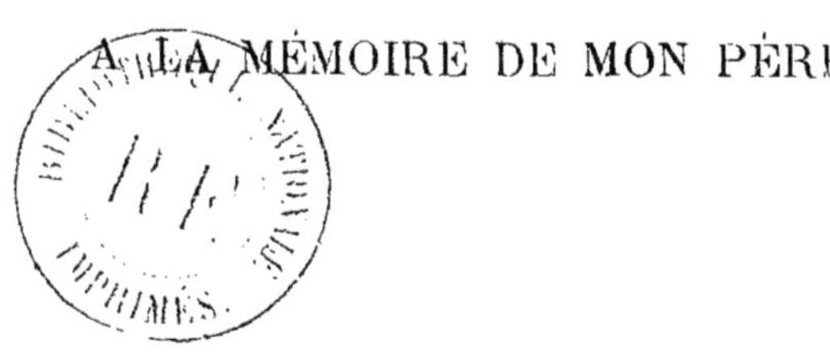

A LA MÉMOIRE DE MON GRAND'PÈRE

Le Docteur Alexandre RODET

Ancien Chirurgien de l'Hospice de l'Antiquaille,
Ancien Président de la Société Nationale de médecine.

A MON ONCLE

Le Docteur A. RODET

Professeur à la Faculté de médecine de Montpellier,
Directeur de l'Institut Bouisson-Bertrand.

Poursuivant depuis plus de deux ans l'étude histologique de la glande surrénale, nous nous proposions de
mettre au point la question des phénomènes de secré-
tion de cette glande. Mais la difficulté de cette étude,
les résultats contradictoires des auteurs qui s'en sont
occupés, les recherches toutes récentes que nous n'avons
pu contrôler, ne nous ont pas permis d'arriver à des
conclusions aussi nettes que nous l'aurions voulu.
Aussi, avons-nous été forcé d'exposer simplement l'état
de nos recherches à côté des résultats des auteurs, en
nous efforçant d'en dégager autant que possible les données qui nous permettent, à l'heure actuelle, de comprendre le fonctionnement glandulaire de la capsule surrénale.

Avant de commencer ce travail, nous tenons à remercier ici tous nos anciens maîtres de la Faculté et des
Hôpitaux qui, au cours de nos études, nous ont fait pro-
fiter de leur enseignement et nous ont témoigné un bien-
veillant intérêt.

M. J. RENAUT, professeur d'anatomie générale à la
Faculté de médecine, a bien voulu nous admettre pendant trois ans comme préparateur dans son laboratoire,

a dirigé et contrôlé nos travaux, et nous a toujours témoigné une affectueuse sympathie dont nous le remercions sincèrement.

M. E. Weill, professeur de clinique infantile, médecin des Hôpitaux, nous a toujours accordé son affectueuse bienveillance et veut bien nous permettre de continuer à suivre son enseignement (Internat, 1903-04).

M. Humbert Mollière (Externat 1896-97), à la mémoire duquel nous sommes heureux de rendre cet humble hommage.

M. Nové-Josserand, professeur agrégé, chirurgien des Hôpitaux (Externat 1897).

M. Lépine, professeur de clinique médicale (Externat 1897-98).

M. Bondet, professeur de clinique médicale (Externat 1898).

MM. Rabot, médecin des Hôpitaux (Internat 1900-01). Pic, professeur agrégé, médecin des Hôpitaux (Internat 1902), Garel (Internat 1902-03) et Mouisset, médecins des Hôpitaux (Internat 1903), qui ont bien voulu nous accepter comme collaborateur.

M. Albertin, chirurgien des Hôpitaux (Internat 1901).

M. Jaboulay, professeur de clinique chirurgicale (Internat 1901-02).

M. Josserand, médecin des Hôpitaux (Internat 1904).

M. Regaud, professeur agrégé, chef des travaux pratiques d'histologie à la Faculté de médecine, nous a prodigué ses conseils pendant les quatre ans que nous avons travaillé sous ses ordres au laboratoire, nous lui en témoignons toute notre reconnaissance.

Nous sommes heureux de pouvoir remercier ici notre

camarade et ami DUBREUIL, auquel sont dus une partie
des dessins qui terminent notre travail.

A tous nos camarades de l'Internat et à nos compa-
gnons de laboratoire, l'assurance de notre sincère amitié.

ÉTUDE HISTOLOGIQUE
DES PHÉNOMÈNES DE SÉCRÉTION
DE
LA CAPSULE SURRÉNALE
CHEZ LES MAMMIFÈRES

HISTORIQUE

Nous ne ferons pas ici l'historique complet de nos
connaissances sur la structure des capsules surrénales.
Nous nous bornerons à indiquer comment les auteurs
ont été conduits à les considérer comme des glandes et
à montrer les phénomènes de sécrétion et d'excrétion
qu'ils se sont efforcés d'y déceler, surtout dans ces dernières années.

Les capsules surrénales ont été découvertes en 1543
par Eustache. Leur fonction glandulaire a été soup-
çonnée, depuis très longtemps : Bartholin, en 1669,
avait émis l'hypothèse qu'elles étaient destinées à l'élaboration de l'atrabile qui, se déversant dans les reins,
servait à diluer l'urine. Mais ce n'est qu'en 1856, après
les expériences de Brown-Séquard, que cette fonction
glandulaire entra dans le domaine scientifique.

Brown-Séquard montra que la fonction de la capsule

surrénale est indispensable à la vie, et que la perte graduelle de la force musculaire est un des symptômes qui
caractérisent sa suppression. Chez le cobaye, l'ablation
complète des deux capsules entraîne toujours des symptômes à peu près identiques : apathie et prostration
progressive, diminution rapide du poids, chute de la
température, abaissement de la pression artérielle,
parfois convulsions, et mort en un temps variable, suivant les animaux, avec paralysie du train postérieur et
des muscles respiratoires. De plus, trouvant une accumulation de pigment dans le sang, soit dans les cas
d'inflammation des capsules surrénales chez les lapins,
soit après la décapsulation chez plusieurs animaux
(chien, chat, lapin), Brown-Séquard émit l'hypothèse
qu'une des fonctions de ces organes consistait « en une
modification spéciale d'une substance douée de la propriété de se transformer en pigment, modification qui
lui fait perdre cette propriété ».

En 1856-1858, Vulpian découvrit les réactions ca-
ractéristiques de la substance médullaire des surrénales ; il y vit l'indice d'un produit de sécrétion particulier à ces organes, et différant à certains égards des
produits jetés dans la circulation par les autres glandes
analogues.

Les recherches de Brown-Séquard et de Vulpian
demeurèrent isolées jusqu'au jour où Abelous et Langlois en 1891-1892 précisèrent davantage la fonction glandulaire des surrénales. Ils montrèrent que la
découverte de Brown-Séquard s'appliquait à des animaux inférieurs tels que les grenouilles. Chez celles-ci,
la destruction des deux capsules surrénales entraîne

fatalement la mort avec paralysie progressive des muscles des membres et de la respiration. Au contraire, la destruction d'un seul organe n'entraîne pas la mort. Si l'on détruit simplement une capsule et la majeure partie de l'autre, deux cas doivent être distingués : 1° il y a destruction de la presque totalité de la deuxième capsule, la survie est alors plus longue que chez la première grenouille, mais la mort survient et l'on trouve le fragment de capsule étouffé par la sclérose partie de la cicatrice ; 2° le fragment laissé intact est notable, la survie est en ce cas indéfinie.

ABELOUS et LANGLOIS pensent que la mort est bien due à la suppression de la fonction des glandes surrénales, car : 1° l'insertion sous-cutanée d'un fragment de rein, avec capsules attenantes, prolonge la survie des grenouilles décapsulées ; 2° en injectant de l'extrait aqueux de capsules surrénales à des cobayes presque mourants à la suite de l'ablation de ces capsules, ainsi que l'a fait, pour la première fois BROWN-SÉQUARD, on prolonge manifestement leur survie de plusieurs heures. La sécrétion des capsules surrénales est donc indispensable à la vie.

ABELOUS et LANGLOIS ont montré en outre que cette sécrétion agit non pas directement sur les éléments anatomiques, en leur fournissant des matériaux nécessaires à leur vitalité, mais indirectement en détruisant des substances qui leur seraient nuisibles. Ceci est prouvé par l'action toxique du sang des animaux décapsulés sur des animaux, soit de même espèce, soit d'espèce différente. Ainsi, l'injection intraveineuse du sang d'une grenouille mourante à la suite de la destruction de ses capsules à une grenouille dont on vient de détruire ces deux organes, entraîne une paralysie et une mort rapides. D'autre part, si l'on injecte du sérum ou du sang dilué dans du sérum artificiel, de cobaye mort par décapsulation, à des grenouilles, on constate que 5 centimètres cubes de cette dilution déterminent chez la grenouille des troubles parétiques débutant d'une à deux heures après l'injection. Au bout de trois heures, l'inexcitabilité des nerfs est complète.

Cette disparition rapide de l'excitabilité nerveuse dans les membres paralysés à la suite de la décapsulation fit supposer qu'il s'agissait surtout d'un poison nerveux. ABELOUS et LANGLOIS, pour le démontrer, ont répété une expérience de CLAUDE BERNARD, consistant à faire une ligature de tout un membre postérieur au-dessous du sciatique dénudé. Une grenouille décapsulée ainsi préparée, on lui fait une injection intraveineuse du sang d'une autre grenouille mourante à la suite de la destruction de ses deux capsules ; le membre non lié a un sciatique qui ne réagit bientôt plus à l'excitation électrique (alors que le muscle est encore parfaitement excitable), le sciatique du côté lié, au contraire, réagit très bien.

Donc, la substance toxique paralysante paraît agir sur les plaques motrices terminales, à la façon du curare et en partie aussi sur les muscles eux-mêmes.

Cette substance toxique elle-même, où se forme-t-elle dans l'économie? A cette dernière question, ABELOUS et LANGLOIS ont encore pu répondre en montrant que, tandis que l'extrait alcoolique de muscle de grenouille normale, évaporé à siccité, puis redissous dans du sérum artificiel et injecté à une grenouille décapsulée, ne produit aucun trouble à 6 centimètres cubes ; au contraire, un extrait provenant de grenouilles mortes par décapsulation, injecté à des grenouilles récemment décapsulées, détermine à 4 centimètres cubes, le syndrome de la mort par décapsulation. Des résultats analogues ont été obtenus avec un extrait de muscles de grenouilles normales et tétanisées jusqu'à épuisement, après arrêt de la circulation. Donc, « il existe dans le muscle, soit des grenouilles privées de capsules, soit des grenouilles tétanisées jusqu'à épuisement, des substances solubles dans l'alcool, que l'on peut considérer par conséquent comme des substances extractives et qui sont toxiques pour les grenouilles privées de capsules surrénales ».

Quelques auteurs seulement, NOTHNAGEL (1880), TIZZONI (1884), MARINO-ZUCCO (1888), BOINET (1895), MATSOUKIS (1901), ont constaté après BROWN-SÉQUARD l'apparition de plaques pigmentées sur la peau et les muqueuses et l'accumulation du pigment dans le sang.

Au contraire, la nécessité de la sécrétion des surrénales, établie par BROWN-SÉQUARD et ABELOUS et LANGLOIS a été confirmée par la plupart des expérimentateurs : GRATIOLET (1856), TIZZONI (1888), SZYMONOWICZ (1896), DE DOMINICI (1894), KUDINZEW (1897), DONETTI (1897), GOURFEIN (1895), HULTGREN et ANDERSSON (1899). La durée de la survie, comme ont pu en obtenir PHILIPPEAUX (1856), BERUTTI et PEROSINO, HARLEY (1857), CHATELAIN, SCHIFF, NOTHNAGEL (1880), BURG, RUSSO-GILIBERTI et DI MATTEI (1886), SUPINO (1892), PAL (1894), SANTI RIDONE LO RE dépend de l'espèce animale;

des conditions dans lesquelles est placé le sujet et peut-être du mode opératoire.

Le rôle antitoxique des surrénales, montré par ABELOUS et LANGLOIS, a été confirmé par ALBANESE (1892). Cet auteur a constaté que si l'on détermine chez les animaux la fatigue par des excitations électriques rythmées, ceux qui sont décapsulés succombent plus vite. Les substances toxiques accumulées dans le sang après l'ablation des capsules surrénales seraient donc en grande partie le résultat du travail musculaire. Et MANFREDI a pu dire que les capsules surrénales avaient pour fonction de détruire les produits toxiques formés pendant la fatigue.

Ce rôle antitoxique a été très étendu ces dernières années : CHARRIN et LANGLOIS (1894), ABELOUS (1895), OPPENHEIM (1901) ont montré que le tissu des surrénales exerçait *in vitro* une action antitoxique sur certains alcaloïdes (nicotine, atropine, phosphore). OPPENHEIM et LŒPER (1902) ont constaté une moindre résistance aux toxiques en général, chez des animaux dont les capsules avaient été détruites par des injections de toxines ou de poisons, et qui survivaient quelques jours.

C'est à la suppression de cette fonction de la surrénale, qu'à la suite des travaux d'ADDISON en 1855, montrant les relations existant entre la maladie bronzée et les lésions de ces organes, la plupart des pathologistes attribuèrent les symptômes de la maladie décrite par cet auteur. Et, s'il est reconnu aujourd'hui qu'on peut en rattacher quelques-uns à une altération du sympathique abdominal, plusieurs, comme l'ont montré

Sergent et Bernard (1903), Boinet (1904), relèvent bien
de l'intoxication par défaut de sécrétion glandulaire ;
ce sont les signes de l'insuffisance capsulaire, que
Oppenheim et Lœper (1903) ont pu réaliser expérimen-
talement en injectant dans les surrénales les produits
du bacille tuberculeux humain isolés par Auclair.

Mais les surrénales n'auraient pas que cette fonction
antitoxique, Oliver et Schæfer (en 1894) ont montré
que, si l'on injectait dans les veines d'un animal de
l'extrait de capsules surrénales, il se produisait immédiatement un ralentissement du cœur et une élévation
considérable, quoique passagère, de la pression artérielle.
Depuis lors, de nombreux auteurs : Cybulski (1896),
Szymonowickz (1896), Velich (1896), Biedl (1896),
Frænkel (1896), Gottlieb (1896), Guinard et Martin
(1899) (chez l'homme), Moore et Purinton (1901),
Gerhardt (1900), ont confirmé cette action vaso-mo-
trice de l'extrait de capsules surrénales. Ces glandes
exercent donc une action sur la pression sanguine.

Étant donné ces deux fonctions différentes des
glandes surrénales, étant donné également l'existence
dans ces glandes de deux parties distinctes : la substance corticale et la substance médullaire, distinction fondée sur l'anatomie et sur l'embryologie, les
physiologistes se sont efforcés, dans ces dernières
années, de savoir quelle était la part qui revenait à
chacune de ces deux substances dans les fonctions de
l'organe.

Oliver et Schafer (1895), Salvioli et Pezzolini
(1902) ont montré que la partie active de l'extrait de
surrénale provenait de la substance médullaire, une

injection de grosse dose d'extrait de substance corticale n'ayant pas d'action.

Poll (1898), M. et Mme Christiani (1902) ont
obtenu chez les mammifères la reconstitution de la
greffe de la substance corticale, mais non de la substance
médullaire, ce qui prouve la différence de leurs fonctions.

Vassale et Zanfrognini (1902) ont constaté que la
mort rapide par l'ablation des capsules est due à l'ablation de la substance médullaire ; l'ablation de la substance corticale seule détermine une cachexie spéciale
et la mort au bout de trois ou quatre semaines.

M. et Mme Christiani (1902) ont vu également que,
lors de l'extirpation partielle chez le rat, toutes les
fois qu'il y avait survie, on pouvait constater dans ces
moignons de vie, outre la substance corticale, une certaine quantité de substance médullaire en parfait
état de conservation. Dans les *moignons de mort*, au
contraire, l'écorce constituait à elle seule la totalité
du moignon.

Par des inoculations séparées d'extrait de substance
corticale et de substance médullaire de capsule surrénale, Levi della Vida (1903) a pu obtenir deux
sérums cytolytiques distincts et spécifiques.

Serrant encore de plus près la question, Bernard et
Bigart (1902) ont montré que, dans diverses intoxications expérimentales (arsenic, mercure), seule l'écorce
présentait, dans le cas d'intoxication peu profonde, des
signes de suractivité fonctionnelle, dans le cas d'intoxication grave, des lésions destructives ; il n'y avait.
au contraire, aucune lésion dans la moelle qui « paraît

indifférente aux offenses de l'organe et à ses réactions ».
ROUX et YERSIN, CHARRIN et LANGLOIS (1904). ROGER,
GILBERT, OPPENHEIM (1901), CACACE (1903), LŒPER
(1903) avaient déjà vu que, soit après des injections
de cultures microbiennes ou de toxines (pyocyanique,
diphtérique, tuberculeuse, pneumococcique), soit après
diverses intoxications (phosphore, arsenic, mercure,
cacodylate de soude), les surrénales étaient souvent les
les seuls organes atteints. Le rôle antitoxique des surrénales, et, en particulier, de la substance corticale,
semble donc bien établi.

Par contre, MOORE (1897), LANGLOIS (1897) ont montré que la substance qui agissait sur la circulation était
celle qui était sécrétée par la substance médullaire.
TAKAMINE (1901) a isolé de l'extrait de moelle surrénale.
l'adrénaline, avec laquelle on a pu reproduire toutes
les réactions histochimiques et tous les effets physiologiques obtenus avec cet extrait de moelle.

Il semble donc que, si l'écorce a surtout une fonction antitoxique, la moelle sécrète une substance des-
tinée à agir sur la circulation sanguine.

Mais si toutes ces données sur la fonction glandulaire
des capsules surrénales ont été fournies par les physiologistes, les histologistes, au contraire, ont été impuis-
sants, jusqu'à ces dernières années du moins, à déceler
dans ces organes des phénomènes glandulaires. Ils se
heurtaient, en effet, à des difficultés considérables :
difficulté de fixation convenable du tissu surrénal, difficulté d'y déceler des phénomènes de sécrétion comme
dans les autres glandes de l'organisme ; et beaucoup

d'entre eux, Leydig, Kolliker, Virchow, ne voulaient voir dans la surrénale qu'un organe de nature et de fonction nerveuses.

Les premiers auteurs qui donnèrent une description histologique des capsules surrénales, Simon (1845). Ecker (1847), Hassall (1849), Harley (1854), Gerlach (1858). Luschka (1863), Henle (1865), Grandry (1867), Eberth (1870), Guarnieri et Magini (1888), semblent bien les considérer comme une glande, mais ils ne basent leur opinion que sur la présence de « vésicules closes » renfermant un plasma granuleux et des granulations graisseuses.

Arnold, en 1886, est un peu plus précis en basant l'hypothèse de la nature glandulaire de ces organes sur la richesse de leur vascularisation.

La découverte des réactions des cellules médullaires avec le perchlorure de fer, montrée par Vulpian (1856), et avec l'acide chromique, étudiée par Henle (1865), ne fait que mettre en évidence une propriété chimique de la moelle des surrénales, sans en préciser le mécanisme glandulaire. Il en est de même de la constatation faite par Alexander, en 1892, d'une grande quantité de lécithine dans la capsule surrénale, lécithine qui, d'après cet auteur, serait absorbée par les vaisseaux sanguins et lymphatiques et distribuée aux centres nerveux.

Mais ce n'est qu'en 1885 que Canalis, le premier, décrivit des granulations au nombre d'une à deux dans la cellule médullaire et dans la lumière des veines ou des sinus veineux. Pfaundler (1892), Carlier (1893) décrivent également des grains dans les cellules surrènales de quelques animaux, grains qu'ils retrouvent aussi dans la lumière des veines.

STILLING (1887) décrit le pigment dans les cellules corticales et le rapproche du pigment de la peau.

MANASSE (1894) observe, dans les veines médullaires, la présence d'une substance qui se teint en brun avec le bichromate de potasse, comme les cellules médullaires.

AULD (1894 et 1896) observe une sécrétion colloïde dans le sang des veines médullaires, et voit dans l'intérieur même des cellules médullaires de la surrénale du cheval, des globules rouges en voie de transformation, aux dépens desquels ces cellules absorberaient certains pigments et les transformeraient pour les rejeter dans le sang.

PETTIT (1896) décrit une espèce de sécrétion holocrine dans la capsule surrénale de l'anguille ; à la suite de l'injection de pilocarpine ou de la destruction d'un de ces organes, il voit la cellule corticale d'un lobule glandulaire se détruire pour donner naissance à un magma auquel l'auteur attribue la signification d'un produit de sécrétion.

Mais, c'est surtout sur la présence de granulations, soit protoplasmiques, soit graisseuses que, dans ces dernière années, on s'est basé pour établir, dans les cellules surrénales, un processus sécrétoire. HULTGREN et ANDERSSON (1899) retrouvent, dans la cellule médullaire, les granulations décrites par CANALIS, PFAUNDLER et CARLIER, et dans la zone réticulée du chien, du lapin et du chat, en décrivent d'autres insolubles dans l'éther et le chloroforme.

M. Renaut, dans son *Traité d'histologie pratique*, en 1899, est le premier qui a attiré l'attention sur la structure des cellules des cordons corticaux surrénaux, dont le protoplasma est absolument rempli de grains sphériques, égaux, tout petits et réfringents absolument comme les boules de mucigène des cellules glandulaires muqueuses, et entre lesquels règne un rets admirablement régulier de travées protoplasmiques. Ces boules ne se colorent pas par l'acide osmique, mais se teignent en rose par la purpurine, ce sont donc des produits particuliers de l'activité sécrétoire de la cellule surrénale.

Guieysse (1901), étudiant la capsule surrénale du cobaye, décrit sous le nom de *zone spongieuse*, la partie externe de la zone fasciculée, dont les cellules ont un protoplasma à structure alvéolaire et élaboreraient, d'après l'auteur, une substance liquide, augmentant pendant la gestation sous l'influence de la pilocarpine. Dans les cellules de la partie interne de la même zone et de la réticulée, il a observé des corps colorés intensément par l'hématoxyline ferrique, d'où leur nom de *corps sidérophiles* qu'il leur a donné, augmentant dans les mêmes conditions que les spongiocytes, et jouant probablement un rôle dans la sécrétion.

Mulon (1902), retrouvant dans les vaisseaux non seulement médullaires, mais même corticaux, des granulations et des débris pigmentaires, veut voir un double mode de fonctionnement glandulaire dans l'écorce : une sécrétion mérocrine par passage par osmose dans les capillaires d'une substance fluide venant des cellules, et une sécrétion holocrine au niveau de la réticulée par chute directe dans les vaisseaux d'amas pigmentaires.

CIACCIO (1903) s'est efforcé, récemment, de mettre en évidence, dans les cellules surrénales, différents processus, et différents stades de sécrétion.

Ces deux auteurs, de même que GRYNFELT (1903), ont pu, sur des coupes faites sur des glandes congelées, montrer que les réactions chimiques de la moelle étaient dues aux granulations renfermées dans leur protoplasma.

HOLMGREEN (1902) et après lui FÉLICINE (1902), CIACCIO (1903), ont retrouvé dans les cellules surrénales les canalicules intracellulaires que cet auteur a décrits dans un certain nombre de cellules glandulaires.

Enfin, depuis longtemps déjà, les auteurs avaient noté les caractères particuliers de la graisse des surrénales, étude reprise récemment par PLECNIK (1902) et DA COSTA (1904). Enfin, BERNARD, BIGART et LABBÉ (1903), MULON (1903) ont pu montrer histologiquement dans la surrénale des mammifères la présence d'une lécithine que VULPIAN et VIRCHOW avaient décelée chimiquement dès 1856.

Nous-même, nous avons pu mettre en évidence par la méthode de WEIGERT modifiée par M. REGAUD, la présence d'une substance particulière élaborée par la cellule corticale, et colorée en bleu par l'hématoxyline cuprique. Nous avons pu également, avec POLICARD, retrouver une lécithine dans les capsules surrénales des amphibiens.

Ce sont ces différents modes de sécrétion, les rapports qu'ils peuvent présenter entre eux, que nous allons envisager ; mais nous devons faire remarquer dès maintenant que, tandis que dans le corps thyroïde par exemple, on peut saisir l'emmagasinement du produit de sécrétion et en déterminer le lieu d'une façon exacte, il n'en est pas de même dans la glande surrénale.

MATÉRIEL D'ÉTUDE ET TECHNIQUE

Matériel d'étude. — Nous nous sommes adressé
aux capsules surrénales des animaux : le rat, la souris,
le cobaye, le lapin, le chat, le chien, le cheval, le hérisson et la marmotte ont fait surtout l'objet de notre
étude.

Les animaux se trouvaient, soit dans des conditions
physiologiques ordinaires, soit dans des conditions
expérimentales variables : hibernation, gestation, jeûne
prolongé, injections intraveineuses répétées d'adrénaline.

On ne peut songer à utiliser les capsules surrénales
humaines, prises dans les conditions ordinaires des
autopsies. Néanmoins, M. REGAUD a bien voulu mettre
à notre disposition, une surrénale provenant de l'au-
topsie d'un supplicié, et nous indiquerons ce que
nous a donné son étude.

Fixation. — Nos animaux étaient le plus souvent
tués par asphyxie chloroformique, et les pièces préle-
vées immédiatement après la mort.

Nous avons eu recours à un certain nombre d'agents
fixateurs. L'alcool, le liquide de Müller, le formol, le

sublimé ne nous ont donné que des résultats médiocres ou mauvais avec rétraction plus ou moins importante des éléments anatomiques, surtout au niveau de la substance médullaire.

Le bichromate de potasse acétique suivant la formule donnée par Tellyesniczky (bichromate de potasse à 3 pour 100, 100 volumes, acide acétique, 5 volumes), fixe assez bien la surrénale, surtout la substance corticale, à condition qu'on ne laisse pas séjourner les pièces plus d'une douzaine d'heures. Il nous a surtout permis la coloration d'une graisse spéciale, suivant un procédé que nous indiquerons tout à l'heure.

Le bichromate formiqué préconisé par Hultgren et Andersson (bichromate de potasse à 5 pour 100, 50 gr., alcool absolu, 40 gr., formol à 40 pour 100, 10 gr.) pas plus que le liquide de Zenker (liquide de Müller, 100 gr., sublimé et acide acétique, 5 gr. de chaque), ne nous ont pas donné de résultats supérieurs.

Une autre formule indiquée par Ciaccio :

Formol	10 cent. cubes
Bichromate de potasse . . .	5 grammes
Eau distillée	100 cent. cubes
Acide formique pur	III ou IV gouttes

est intéressante parce qu'elle permet de fixer en quelque sorte la coloration brune que prennent les cellules médullaires avec le bichromate, coloration qui, après les autres liquides, ne résiste pas aux manipulations de l'inclusion.

Le liquide de Flemming montre très bien la disposition de la graisse dans la surrénale et donne de bons résultats.

Mais le meilleur fixateur cytologique des cellules surrénales, aussi bien corticales que médullaires, est le mélange de Bouin qui nous a toujours donné de bonnes préparations :

Solution aqueuse saturée d'acide picrique   75 vol.
Formol   . , ...   25 vol.
Acide acétique . . . .   5 vol.

Enfin, nous avons essayé de faire un certain nombre de coupes au microtome à congélation : c'est du reste à peu près le seul moyen de voir certains détails de structure de la cellule médullaire. Malheureusement ces coupes, sur des surrénales, organe toujours un peu mou et très fragile, sont très difficiles à pratiquer, et impossibles à conserver.

En résumé, nous croyons que pour l'étude de la surrénale en tant qu'organe glandulaire, les meilleurs liquides fixateurs à l'heure actuelle sont le mélange de Bouin, au point de vue cytologique proprement dit, et les liquides de Flemming et de Tellyesniczky qui permettront la recherche des différentes variétés de graisse de l'organe.

Inclusions et coupes. — Nous avons toujours pratiqué nos inclusions dans la paraffine, suivant la méthode usuelle (alcool absolu, alcool-xylol, xylol, xylol-paraffine, etc.), en limitant le temps de séjour des pièces dans l'étuve à une demi-heure ordinairement.

Nos coupes ont été pratiquées à l'aide du microtome de Minot. Elles étaient d'une épaisseur variant entre 1/150 et 1/200 de millimètre.

Colorations. — Nous avons eu recours à un grand nombre de colorations diverses : l'hématéine alunée et l'éosine en solution alcoolique ou aqueuse, la safranine, soit après l'hématéine, soit avec le vert lumière, qui nous ont donné de bonnes différenciations des deux substances, le violet de gentiane, le bleu de méthylène, la fuchsine qui ne nous ont pas donné de résultats particuliers.

Nous avons employé beaucoup l'hématoxyline au fer de Heidenhain, soit directement, soit après mordançage des coupes pendant quelques jours dans le bichromate acétique.

La méthode ancienne de Weigert pour la myéline, employée par M. Regaud pour l'étude de certains détails de l'épithélium séminal et de l'ovaire, nous a donné des résultats intéressants. Les coupes fixées au liquide de Tellyesniczky sont mordancées vingt-quatre heures dans l'acétate de cuivre à chaud, puis lavées et portées pendant le même temps dans la solution hydro-alcoolique d'hématoxyline de Weigert ; lavées et différenciées dans le mélange de borax et de ferrocyanure de potassium de Weigert étendu de dix fois son volume d'eau. Après un dernier lavage, les coupes peuvent être montées, pour l'étude immédiate ou le dessin, dans la glycérine ; mais elles ne se conservent que dans le mélange de gomme arabique et de sucre d'Apathy.

Les mêmes résultats peuvent, du reste, être obtenus après d'autres fixateurs à la condition de mordancer les coupes pendant quatre à huit jours dans le bichromate acétique.

Enfin, nous avons employé deux méthodes spéciales, le rouge d'acridine, et l'alizarine ferrique de Benda.

Dans la première, les coupes sont mordancées au bichromate de potasse à 3 pour 100 pendant quarante-huit heures, colorées au rouge d'acridine dix à quinze minutes, lavées soigneusement, laissées dans une solution d'acide silico-tungstique à 1 pour 100 pendant une à deux minutes, enfin colorées au picrobleu quinze à vingt minutes, et montées au baume après passage dans les alcools successifs. Ces colorations nous ont donné des résultats particuliers que nous signalerons dans le cours de notre travail.

DESCRIPTION GENERALE

Avant d'entrer dans l'étude des phénomènes de sécrétion, nous devons donner, dans une étude rapide,
une description générale de la capsule surrénale des
mammifères, sans, du reste, y ajouter rien de nouveau.

Le simple examen macroscopique d'une surrénale
sectionnée, montre déjà que l'organe est divisé en deux
parties, une périphérique jaune ou rouge, la substance
corticale, une centrale brune ou rouge plus ou moins
foncé, la substance médullaire. La limite entre ces
deux parties est nette ; chacune d'elles possède des
propriétés spéciales : la consistance de la substance
corticale est plus ferme que celle de la moelle. Quelque
temps après la mort, la partie centrale est remplacée
par une cavité remplie par une pulpe rougeâtre, attri-
buée autrefois à la liquéfaction de la substance médullaire, que l'on a reconnue aujourd'hui être due au
décollement de cette substance et à la rupture de ses
nombreux vaisseaux.

A l'examen microscopique, la différenciation des
deux parties constituantes des surrénales est généralement encore plus nette, par suite des affinités colo-

rantes différentes. Outre la propriété spéciale des cellules médullaires de se colorer en brun par l'acide chromique et ses sels, le protoplasma des cellules · médullaires est hématéiphile, celui des cellules corticales est éosinophile; de sorte que, comme l'a déjà indiqué MUHLMANN (1896), les coupes de surrénale, colorées à l'hématéine-éosine, apparaissent comme un ovale irrégulier rouge, au milieu duquel se trouve une zone bleue plus ou moins étendue. Chez le cheval, cependant, cette disposition est renversée, et les cellules médullaires sont au contraire très éosinophiles. Avec les autres colorants, la distinction des deux substances corticale et médullaire est toujours à peu près aussi nette ; avec la safranine et le vert lumière, par exemple, la moelle apparaît colorée en vert clair, tandis que l'écorce retient davantage la safranine.

Substance corticale. — La substance corticale est formée de cordons céllulaires se dirigeant de la périphérie au centre, vers lequel ils convergent, rappelant les travées hépatiques convergeant vers la veine centrale. Leur disposition varie suivant les diverses régions, ce qui a permis aux auteurs d'y distinguer plusieurs zones. Les premiers observateurs, comme GRANDRY (1867), avaient déjà remarqué la structure variable des cellules de ces différentes parties. Mais c'est ARNOLD (1866), puis GOTTSCHAU (1882), en se basant, le premier, sur la disposition du tissu conjonctif, le second, sur la structure des cellules, qui ont divisé l'écorce en trois zones: glomérulaire, fasciculée et réticulée, division à peu près généralement adoptée depuis. Cependant, GUIEYSSE (1901), attirant l'attention sur la structure particulière alvéolaire des cellules de la partie externe de la fasciculée du cobaye, ajoute une quatrième zone, la zone spongieuse. Enfin, Ciaccio (1903), se plaçant au point de vue des phénomènes de sécrétion des cellules corticales, préfère la division en zones externe, moyenne et interne. Cette dernière méthode est certainement la plus simple, mais si nous ne conservons pas la division en quatre zones, car elle ne se retrouve pas chez tous les animaux, nous ne voyons aucun inconvénient à retenir celle d'Arnold qui a le mérite de rappeler la disposition générale des cordons cellulaires corticaux.

Cette disposition générale est la même pour tous les animaux ; cependant, chacun présente des particularités que nous allons rapidement examiner.

Zone glomérulaire ou zone des arcs. — La zone glomérulaire, située immédiatement sous la capsule conjonctive, est constituée par des cordons cellulaires qui se replient sur eux-mêmes à la façon des glomérules sudoripares, ou, chez certains animaux, se recourbent sur eux-mêmes, formant une arcade dont les extrémités se continuent avec les travées cellulaires de la zone suivante, d'où le nom de zone des arcs que lui a donné le professeur Renaut.

Elle est plus ou moins étendue ; sa coloration est tantôt plus, tantôt moins intense que le reste de l'écorce. Mais sa disposition est relativement spécifique pour un animal donné. Son simple examen peut permettre, à un œil habitué, de distinguer l'espèce animale à laquelle appartient l'organe : tantôt c'est une disposition glomérulaire très nette, en une seule couche, comme chez

le hérisson ; en deux couches, comme chez la marmotte ;
tantôt c'est une disposition en amas irréguliers de diverses formes, sur une petite étendue, comme chez le
rat, ou sur une assez grande épaisseur, comme chez le
bœuf, ou encore réunies à la zone suivante par des cellules aplaties transversalement, disposées en croissant,
dont la concavité regarde la capsule conjonctive, et dont
les deux extrémités se relèvent et se perdent sous la
cellule sous-jacente (Gottschau), comme chez le lapin.
D'autres fois, les cordons cellulaires, disposés en arc,
sont formés de cellules prismatiques, allongées, étroi-
tement serrées les unes contre les autres ; leurs noyaux
forment à mi-hauteur du corps protoplasmique une
sorte de bande mouvante dans l'axe de chaque cordon :
chez le chien, ces arcs ne sont pas réguliers, ils se
courbent et se recourbent sur eux-mêmes ; leur disposition rappelle, comme le remarque le professeur
Renaut, une vue cavalière des circonvolutions céré-
brales. Chez le cheval, au contraire, ces arcs sont réguliers et présentent la particularité de se recourber
autour d'un capillaire sanguin souvent très visible.
Enfin, la capsule surrénale de l'homme nous présente
une disposition intermédiaire : sous la capsule conjonctive se trouve une couche d'amas cellulaires irréguliers
analogues aux glomérules et, au-dessous, des cordons
plus ou moins incurvés sur eux-mêmes rappelant la
disposition arciforme.

Il est impossible, actuellement, de dire à quoi est dû
cet aspect différent des cordons cellulaires de la zone
externe de la capsule surrénale. On ne peut pas non
plus y voir une couche génératrice, un *stratum germi-*

nativum, comme le voulait CANALIS (1887) et comme l'a prétendu récemment MULON (1903), en se basant sur la fréquence des figures de division directe ou indirecte dans les cellules de cette couche chez le cobaye. En effet, si, par hasard, on rencontre quelques karyokinèses dans ces cellules, on peut en retrouver aussi dans les cellules des autres zones ; les figures de division directe ne sont que des déformations des noyaux, très fréquentes à ce niveau, de même, du reste, que dans les cellules médullaires.

Zone fasciculée. — Dans la couche suivante, ou zone fasciculée, les cordons cellulaires, disposés en colonnes séparées par des capillaires sanguins, convergent vers la moelle. La caractéristique des cellules qui les composent, dans leur partie externe chez le cobaye, dans toute leur étendue chez quelques animaux, chat, lapin, cheval, est la structure alvéolaire de leur protoplasma. D'après PETTIT, elles donnent l'impression « d'un corps spongieux dont il ne resterait que le squelette ». GUIEYSSE compare ce protoplasma à une mousse très légère, à du blanc d'œuf très battu. Ces cellules sont, en effet, formées de fines trabécules de protoplasma, séparant un grand nombre d'alvéoles, de volume à peu près égal, serrés les unes contre les autres ; il semble, comme le dit GUIEYSSE, qu'un liquide imbibe ce protoplasma comme l'eau imbibe une éponge, d'où le nom de « spongiocytes » qu'il leur a donné.

Les cellules de la partie interne de la zone fasciculée n'auraient plus, d'après GUIEYSSE, cette structure alvéolaire ; leur protoplasma serait plus dense et légèrement granuleux. Cet auteur divise donc la couche

moyenne de la substance corticale du cobaye en deux
zones : une externe ou zone spongieuse, et une interne,
ou zone fasciculée proprement dite.

Pour nous, nous ne croyons pas qu'il faille maintenir
cette division. Tout d'abord, la limite de ces deux zones
est absolument indécise. De plus, et nous reviendrons
plus loin sur ceci, la structure alvéolaire se retrouve
sur des préparations bien fixées de surrénales de différents animaux dans toute l'étendue de la zone moyenne :
les cellules de la partie interne se distinguent simplement des autres en ce que les mailles protoplasmiques
sont plus épaisses, les alvéoles sont moins nombreux,
plus réguliers, ressemblant à des vacuoles intraproto-
plasmiques ; il n'est pas jusqu'aux cellules de la zone
réticulée dans lesquelles on peut retrouver ces sortes
de vacuoles, une ou plusieurs, mais toujours en petit
nombre.

Cette structure est parfaitement reconnaissable sur
des préparations de capsules surrénales de rat, de lapin, de chat, de chien, de cheval, fixées au liquide de
Bouin, ou même aux liquides de Zenker ou de Tellyesniczky, ou encore au liquide de Flemming après
action prolongée du xylol. Enfin dans certains états
physiologiques, comme nous le verrons tout à l'heure,
ces vacuoles deviennent plus nombreuses, et l'on peut
assister à une véritable transformation spongieuse de
toutes les cellules corticales. Il semble donc bien que
la structure alvéolaire est, comme le veut DA COSTA, la
caractéristique de toutes les cellules des zones moyenne
et interne de la capsule surrénale : structure alvéolaire
très marquée au niveau de la zone spongieuse, moins

nette, mais toujours reconnaissable dans les autres zones.

Zone réticulée. — Nous n'avons, après cela, que peu de chose à ajouter au sujet des cellules de la zone réticulée. Mais ici, au lieu de former des faisceaux en colonnes, elles se présentent sous la forme de cordons s'anastomosant, se dirigeant plus ou moins obliquement vers le centre, et formant un vaste réseau dont les mailles sont occupées par des capillaires sanguins. Cette disposition, assez nette chez tous les animaux, est surtout remarquable chez le hérisson.

Substance médullaire. — La substance médullaire est formée de cordons cellullaires, beaucoup plus gros que ceux de l'écorce, se dirigeant et s'anastomosant en sens divers, formant un réseau complexe dans les mailles duquel se trouvent des capillaires volumineux.

Les cellules qui les composent ont, d'une façon générale, deux formes suivant les animaux : polyédriques, à noyau central, chez le rat, le hérisson, le chat, le lapin, elles sont au contraire, allongées, cubiques à noyau périphérique chez le chien et le cheval.

Ces cellules sont extrêmement fragiles, et présentent des aspects variables suivant les fixateurs que l'on a employés. Avec des limites intercellulaires très nettes, elles apparaissent formées d'un protoplasma dense après l'action du liquide de Bouin, assez granuleux avec le liquide de Zenker ou de Tellyesniczky ; au contraire, elles sont vacuolaires, et sans limites précises après l'emploi du liquide de Ciaccio, et donnent, dans ce cas, l'aspect d'une sorte de syncytium. C'est dire combien il faut se méfier dans l'appréciation de leur structure cytologique, de l'action d'un seul liquide fixateur, et combien il importe, pour cette étude, d'employer les méthodes convergentes préconisées par notre maître, M. le professeur RENAUT.

La limite entre la moelle et l'écorce est en général très nette; DELAMARE a même vu chez un chien cette limite marquée par une cloison conjonctive; disposition que nous n'avons pas retrouvée chez plusieurs animaux de la même espèce que nous avons examinés. Cependant, chez le lapin et le· rat en particulier, les cordons de la zone réticulée peuvent pénétrer dans l'intérieur même de la moelle. Ces cordons corticaux intramédullaires, signalés depuis longtemps par ARNOLD et HENLE, retrouvés par un grand nombre d'auteurs, de même que des enclaves médullaires dans l'intérieur de l'écorce, se reconnaissent facilement, soit par leur coloration et leur forme, différentes de celles qui les entourent, soit par leur continuation avec la zone réticulée, que l'on peut suivre parfaitement sur des coupes en série.

Tissu conjonctif. — La charpente de la capsule surrénale est constituée, comme l'a montré FLINT (1899), par un réticulum de fibres collagènes dont la disposition est en rapport avec celle des diverses couches de la glande. Le réticulum de la zone glomérulaire est formé de fibrilles, parties de la capsule fibreuse, et s'entrelaçant en formant des espaces ovales ou oblongs. Dans la zone fasciculée, ce sont des fibrilles radiées descendant à angle droit de la capsule fibreuse; dans la zone réticulée, elles forment un réseau dense, allant dans toutes les directions. Enfin, dans la substance médullaire, elles forment des travées limitant des espaces ronds, ovales, ou en croissants irréguliers qui contiennent les groupes cellulaires médullaires. Autour des veines médullaires existe une gaine de réticulum sur laquelle viennent s'insérer les travées et les fibrilles adjacentes.

Vaisseaux sanguins et lymphatiques. — Les vaisseaux sanguins de la surrénale ont fait l'objet de l'étude de nombreux auteurs : NAGEL (1838), HENLE (1865), GRANDRY (1867), ARNOLD (1866), EBERTH (1871), VIALLETON (1898), FLINT (1899). D'un réseau intracapsulaire très riche, partent deux ordres de vaisseaux : les uns artériels pénètrent radialement, jusqu'à la substance médullaire, où ils se ramifient : ce sont les *artères nourricières.* Les autres, *vaisseaux fonctionnels*, se résolvent immédiatement, et se comportent d'une façon différente dans chaque zone de l'écorce : ils entourent les amas cellulaires de la zone glomérulaire, suivent parallèlement les cordons de la fasciculée, en envoyant des anastomoses latérales et se mêlent sans ordre au niveau de la réticulée. A ce niveau, ils se jettent dans les capillaires veineux qui forment le large réseau vasculaire de la substance médullaire. Dans la moelle plusieurs de ces veines présentent tout autour d'elles une couronne de cellules ordonnées radialement par rapport à leur lumière, et simulant parfaitement sur les coupes transversales une lumière glandulaire. De ce rets de grands capillaires veineux partent une série de veines collectrices qui se jettent tour à tour dans l'énorme veine centrale qui va émerger par le hile. Nous devons faire remarquer ici la ressemblance, si-

gnalée par Vialleton entre la vascularisation de la surrénale et celle du lobule hépatique.

Les lymphatiques de la surrénale ont été bien étudiés par Stilling (1898). Chez le bœuf ils forment dans
la capsule fibreuse un riche réseau de capillaires envoyant ses branches et ses ampoules terminales dans
les intervalles des cordons. D'autres lymphatiques
s'engagent dans les cloisons fibreuses, reçoivent che-
min faisant de courts rameaux venus de la zone fasciculée, puis ils s'ouvrent dans un réseau beaucoup plus
développé répondant à la substance médullaire. Au sein
de cette substance, ils forment aux petites veines des
manchons ou des satellites lymphatiques doubles,
toujours constitués comme des petites veines. Ces voies
se résument en deux gros troncs qui suivent la veine
centrale, et sortent avec elle par le hile.

Tout ce dispositif lymphatique est en somme limité,
comme le fait remarquer Vialleton, aux régions et
aux parties de la glande renfermant du tissu conjonctif. Le rôle que les lymphatiques peuvent jouer dans
l'évacuation des produits de la glande paraît, par suite,
tout à fait secondaire. En revanche, on est amené à
conclure de l'examen du dispositif vasculaire sanguin,
que les capillaires corticaux et les veinules médullaires
constituent la voie d'apport et d'issue de la sécrétion
surrénale, et que, comme le dit M. le professeur
Renaut, le véritable canal excréteur de celle-ci, c'est
la veine centrale.

Nerfs. — Les nerfs de la surrénale, bien étudiés
surtout par Dogiel (1894) et Fusari (1891), se divi-
sent en nerfs corticaux et nerfs médullaires. Les pre-

miers s'arborisent autour des glomérules ou descen-
dent parallèlement aux cordons fasciculaires ; ils se
terminent par des extrémités libres légèrement renflées.
Les seconds pénètrent dans la moelle, s'y arborisent et
y forment un riche plexus à ramifications complexes.
Il y aurait deux sortes de terminaisons péricellulaires.
Fusari a constaté que les fibres nerveuses étaient vari-
queuses et présentaient des épaississements sous forme
de plaques ovalaires, triangulaires ou multipolaires.
Ces fibres se terminent par de fines arborisations dont
l'ensemble constitue un glomérule arrondi autour de
quelques cellules médullaires.

Dogiel a vu que les fibrilles nerveuses forment autour des cellules épithéliales des corbeilles ou des pa-
niers qui, placées dans les intervalles cellulaires, em-
brassent une ou plusieurs cellules. Au contact des
éléments épithéliaux les fibres se terminent par une
extrémité renflée en baguette de tambour.

Fréquemment, on trouve des cellules nerveuses dans
la moelle de la surrénale ; elles sont très variables suivant les espèces et les individus ; tantôt elles sont isolées, tantôt elles se groupent par deux, trois ou davantage pour former de véritables ganglions.

Il va sans dire, comme le fait remarquer Delamare,
que la richesse de la surrénale en fibres et en cellules
nerveuses ne prouve rien contre sa nature glandulaire,
comme le voulaient certains auteurs.

*Relation de la surrénale avec les autres glandes à
sécrétion interne.* — Par la description précédente, on
voit les analogies qui existent entre la capsule surrénale et le foie. Tandis que le corps thyroïde, par

exemple, a une structure bien spéciale, par suite de la disposition même de ses vésicules, tandis que la glande interstitielle du testicule se distingue par ses cellules isolées dans le tissu conjonctif, la surrénale, au contraire, peut se ranger dans le groupe des glandes vasculaires à type hépatique, c'est-à-dire où l'épithélium glandulaire est formé de cordons où les cellules reposent purement et simplement sur les parois vasculaires ; comme le fait remarquer M. le professeur RENAUT, elle réalise au plus haut degré le type de la glande conglobée.

Dans ce même groupe, peuvent prendre place également l'hypophyse, les parathyroïdes, les îlots de Langerhans du pancréas, les corps jaunes de l'ovaire.

PHÉNOMÈNES HISTOLOGIQUES DE SÉCRÉTION

DES CELLULES DE LA CAPSULE SURRÉNALE

I. — *SUBSTANCE CORTICALE*

Nous envisagerons tout d'abord les phénomènes de
sécrétion de la capsule surrénale d'un animal adulte
normal, nous réservant d'en indiquer ensuite les modifications apportées à ces phénomènes soit par différents états physiologiques, soit par des excitations
expérimentales.

Nous devons établir ici une distinction entre la substance corticale et la substance médullaire, dont les
sécrétions, plus encore que la structure, sont totalement différentes.

Pour ce qui est de la substance corticale elle-même,
nous devons aussi envisager à part les sécrétions com-
munes à toute l'écorce comme les graisses, et les sécrétions que l'on a décrites spécialement au niveau de
chaque zone ; nous indiquerons pour chacune d'elles
la façon dont, selon nous, on doit les interpréter.

A. — Sécrétion commune à toute l'écorce

1° SUBSTANCE OXYPHILE DE CIACCIO

Ciaccio a décrit récemment comme sécrétion commune à la substance corticale, des corps visibles surtout après fixation au liquide de Zenker, et dont nous allons indiquer les caractères *d'après la description même de cet auteur :*

1° Ils sont particulièrement réfringents ;

2° Ils sont insolubles dans l'alcool, l'éther, le chloroforme et les huiles essentielles, et restent inaltérés sous l'action des alcalis et des acides dilués ;

3° Ils réduisent sensiblement l'acide osmique ;

4° Ils ont une grande affinité pour le carmin neutre, l'hématoxyline, même en solution faible, et pour les couleurs acides d'aniline, tandis que les couleurs basiques n'ont à peu près aucune action ;

5° Ils paraissent avoir une origine nucléaire,

Ces corps varient suivant l'espèce, l'état dans lequel se trouve l'animal, et sont diversement distribués et conformés suivant la zone dans laquelle ils sont situés. Chez le cobaye, Ciaccio leur assigne les caractères suivants :

1° Dans la zone externe, ils sont rares, petits et de forme ronde ;

2° Dans la zone moyenne, ils varient suivant le point où ils se trouvent :

a) Dans la couche supérieure, ils sont rares, petits et arrondis et occupent soit les mailles, soit les points nodaux du réticulum protoplasmique ;

b) Dans la couche médiane, ils sont abondants, de grandeur oscillant entre 3 et 5 μ, de forme ronde, ovale, ou triangulaire ; il siègent dans le protoplasma ou les interstices cellulaires.

c) Dans la couche inférieure, leur nombre tient le milieu entre les deux couches précédentes et ils sont variables de forme et de grandeur.

3ᵉ Dans la zone interne, ils sont tellement abondants que pas une seule cellule n'en est privée et que chacune en contient plusieurs ; ils sont situés autant dans l'intérieur de la cellule que dans les intervalles cellulaires et dans les vaisseaux. Leur grandeur est variable oscillant entre les dimensions d'un « hématoblaste » à celles d'un globule rouge de grenouille (?). Les plus petits sont homogènes, arrondis, avec des contours sinueux ; les plus grands sont ovalaires ou piriformes, et varient de structure suivant qu'on les examine à leur centre ou à leur périphérie, celle-ci se colorant plus intensément que celui-là par les couleurs acides ; cependant, dans certains cas, le centre se colore très bien par l'hématoxyline ferrique.

Chez l'homme ces corps sont plus rares.

Chez le lapin, ils sont à peu près aussi abondants que chez le cobaye et prennent un grand développement dans la zone interne.

Chez le chien, ils sont plus rares, mais ils arrivent à une certaine grosseur dans la zone interne où ils prennent une forme irrégulière.

A cette substance particulière, commune à toute l'écorce, Ciaccio propose de donner le nom d'*oxyphile.*

Recherches personnelles. — Nous avons retrouvé les

corps décrits par Ciaccio, avec leurs caractères, mais cela une seule fois, dans la capsule surrénale d'un cobaye fixée au liquide de Zenker. Dans nombre d'autres préparations, après l'emploi du même fixateur, nous n'avons pu voir aucune substance oxyphile.

Nous devons remarquer aussi que, malgré la grosseur et l'abondance de ces corps, aucun auteur ne les avait encore observés.

Il est impossible, cependant, d'admettre une erreur de la part de Ciaccio, pas plus qu'un produit artificiel de fixation. Nous pensons que cette discordance s'explique simplement par des mordançages particuliers qu'emploie l'auteur ; on sait, en effet, que l'hématoxyline ferrique donne des résultats absolument différents suivant les modes de fixation, et surtout suivant que les pièces ont séjourné ou non dans les bichromates et suivant le temps qu'elles y sont restées.

Il nous est donc difficile d'émettre une opinion sur la nature de ces corps, ne les ayant rencontré qu'une seule fois. Nous pensons, cependant, surtout à cause de leur propriété de réduire l'acide osmique, qu'on peut les considérer comme des vésicules graisseuses qui, après des manipulations spéciales, prennent les caractères que leur a assignés Ciaccio. On pourrait donc les rattacher à la sécrétion graisseuse que nous allons maintenant envisager.

2° GRAISSE

La graisse est une sécrétion commune à toute la substance corticale ; elle est cependant répandue très diversement suivant les animaux, ainsi que dans les différentes zones de l'écorce. Elle est mise en évidence par l'acide osmique qui montre la présence de gouttelettes noires, de grosseur et de nombre très variable, ainsi que de gouttelettes simplement gris brun. Mais à côté de cette graisse ordinaire, nous signalerons une autre sorte de graisse que nous avons pu colorer par la méthode de Weigert modifiée par M. Regaud et dont les résultats sont intéressants à comparer avec ceux obtenus par les mélanges osmiques.

Historique. Caractères particuliers de la graisse des cellules corticales. — La présence de granulations graisseuses, colorées en noir par l'acide osmique dans les cellules de l'écorce, a été signalée par la plupart des observateurs. Harley (1858), Arnold (1866), Frey (1876), Luschka (1863), la mentionnent sans parler de sa réaction ou de sa répartition.

Mœrs (1864) trouve, dans les cellules corticales, des granulations et des gouttelettes graisseuses de différente grosseur, très nombreuses chez l'homme, les carnivores et les rongeurs, plus rare chez les ruminants et les pachydermes.

D'après Kölliker (1867), la teneur en graisse de l'écorce varie chez les différents animaux ; elle augmenterait avec l'âge.

Henle (1865) admet également que chez l'homme la teneur en graisse augmente avec l'âge ; elle abonderait surtout dans la partie moyenne de l'écorce et se déposerait de l'extérieur vers l'intérieur.

Grandry (1867), Eberth (1871), Gottschau (1882), Rauber (1881), Rabl (1891), signalent aussi des gra-

nulations graisseuses dans les cellules corticales, inégalement réparties suivant les animaux, dans les différentes couches.

Mais les particularités de la graisse de l'écorce de la
surrénale avaient déjà attiré l'attention : von Brunn (1879)
a trouvé chez l'homme, le lion, le cobaye et le rat, dans
les cellules de la zone externe, de nombreuses granulations brillantes, arrondies, ne se colorant pas en noir
par l'acide osmique, ne se dissolvant pas dans l'éther
acétique : ce n'est donc pas de la graisse, mais il ne peut
en déterminer la nature.

Mitzukuri (1882) décrit chez le lapin, dans toute
l'écorce, de nombreuses vésicules semblables à de la
graisse, mais qui ne noircissent pas par l'acide osmique, qui disparaissent par la fixation avec l'acide picrique et l'acide chromique, et qui persistent seulement
avec l'alcool, pour disparaître cependant dans l'inclusion à la paraffine.

D'après Alexander (1892), les granulations décrites
dans l'écorce de l'homme et du lapin, ne sont pas de la
graisse, car elles ne prennent, avec l'acide osmique,
qu'une coloration brunâtre.

Pfaundler (1892) signale chez le chien, le cheval, la
taupe et le hérisson, dans les cellules des couches externe et interne, des granulations de grosseur variant
de 1 à 3 μ, jaunes, réfringentes, pouvant se réunir en
grosses gouttelettes. Elles ne sont pas attaquées par
les acides minéraux, ni par l'alcool, l'éther, le chloroforme, la térébenthine, l'eau chlorée, l'eau oxygénée ;
elles se colorent intensément en noir par l'acide
osmique à 1 pour 100, se colorent faiblement après une

longue action et dans une solution concentrée de fu-chsine acide. Après l'action de l'acide osmique, elles se dissolvent dans l'eau oxygénée en quinze à dix minutes, dans l'acide chromique à 10 pour 100 en quatre heures, et très rapidement dans l'eau chlorée. Dans la térébenthine, le toluol et le xylol. elles restent plusieurs heures intactes, différant en cela de gouttelettes graisseuses, qui sont rapidement dissoutes dans ces substances.

Dostojewsky (1896) a observé chez le chat, le lapin et le cobaye, dans les cellules de la couche interne, des granulations qui se dissolvent dans l'éther, mais ne se colorent pas par l'acide osmique.

Hultgren et Andersson (1899) ont décrit dans les cellules corticales des granulations analogues à de la graisse, mais se distinguant de la graisse ordinaire par leur non-coloration après l'acide osmique, différence due, probablement, selon les auteurs, à la grande teneur de ces granulations en lécithine. Elles sont réparties diversement dans les couches de l'écorce ; chez le chat et le lapin, elles sont abondantes dans la zone moyenne, dans la zone externe chez le chien.

Plecnick (1902), étudiant la surrénale de l'homme, a fait voir les différences existant entre la graisse surrénale et les graisses ordinaires périrénale, épicardiaque, etc. ; la première ne se colorant par l'osmium qu'après action de l'alcool, et se dissolvant rapidement dans le xylol, l'éther, le chloroforme ; les autres, au contraire, se colorent directement par l'acide osmique, et se dissolvent très lentement dans le xylol, l'éther et le chloroforme.

Bernard et Bigart (1902), ont montré la présence dans les surrénales, de deux variétés de graisse : l'une présentant les caractères histochimiques des graisses ordinaires, forme chez le cobaye une zone graisseuse à la limite de la couche spongieuse et de la fasciculée ; et une autre, soluble dans le xylol, après fixation par l'osmium : c'est la *graisse labile* des auteurs ; chez le cobaye elle est localisée dans les spongiocytes ; chez l'homme, elle est répartie indistinctement dans toutes les couches de l'écorce.

D'après Mulon (1902), les spongiocytes de cobaye décrit par Guieysse ne seraient que des cellules dont le protoplasma est gorgé de gouttelettes graisseuses élaborées par lui ; l'aspect spongieux ne serait qu'un aspect artificiel dû aux manipulations de l'inclusion, cette graisse se dissolvant très facilement dans le xylol. Cet auteur, étudiant l'action de l'osmium sur la graisse surrénale, de même que sur les autres graisses animales, a pu déceler la constitution chimique de ces différentes substances.

Enfin, plus récemment encore, Da Costa (de Lisbonne) (1904) a étudié les particularités de la graisse surrénale chez différents animaux ; il a montré que toutes les cellules corticales en contiennent en plus ou moins grande quantité ; et, pour lui toute l'écorce est composée d'une seule espèce de cellules à structure fondamentalement identique, c'est-à-dire contenant des gouttelettes d'une graisse particulière en abondance variable. On a vu, dans le chapitre précédent, que nous arrivons à la même conclusion que cet auteur au sujet de la structure des cellules corticales.

En résumé, au milieu de ces résultats contradictoires, on voit que, d'après tous ces auteurs, il y a déjà dans la graisse surrénale deux variétés de graisse, décelées par l'acide osmique, l'une ayant les caractères histochimiques des graisses ordinaires, l'autre s'en différenciant par quelques caractères spéciaux, en particulier sa solubilité dans le xylol, sa labilité.

RECHERCHES PERSONNELLES. — *Graisse colorée par l'acide osmique.* — Nos recherches sur les surrénales, fixées par l'acide osmique ou par le mélange de Flemming, nous ont montré que les gouttelettes graisseuses colorées en noir par l'acide osmique sont constantes chez tous les animaux, quoique diversement réparties suivant les zones de l'écorce. C'est, chez le hérisson et la marmotte, qu'elles sont le moins abondantes : on n'y rencontre que quelques grains rares et fins dans les cellules de la zone glomérulaire ; ils sont un peu plus nombreux dans les autres zones où ils sont inégalement répartis, souvent réunis par groupe dans une même cellule.

Chez le rat, ce sont de grosses vésicules, souvent énormes dans la zone glomérulaire ; elles se retrouvent dans toutes les cellules de la zone fasciculée, celles-ci apparaissent comme bourrées de vésicules noires de différentes grosseurs, mais toujours de *volume inégal*, empêchant souvent d'apercevoir le noyau. Une particularité à noter chez le rat, c'est la présence entre les deux couches précédentes, d'une étroite zone complètement dépourvue de graisse, apparaissant comme une mince traînée blanchâtre au milieu des deux couches

noires. Nous ne pouvons nous prononcer sur la signification exacte de cette zone privée de graisse, que
nous avons retrouvée sur toutes nos préparations
fixées au liquide de Flemming. Dans la zone réticulée,
les vésicules graisseuses sont moins abondantes et
moins volumineuses que dans les deux autres : toujours
de volume irrégulier, elles sont tantôt isolées dans
quelques cellules, tantôt réunies par petits groupes
dans d'autres, à côté de cellules qui en sont dépourvues.

La graisse est très abondante aussi chez le chat, surtout dans les zones externe et moyenne, où les cellules
sont bourrées de vésicules noires de différentes grosseurs. Celles de la zone interne en contiennent aussi
une assez grande quantité.

La disposition des vésicules graisseuses dans la surrénale du cobaye rappelle à peu près celle du rat : cependant la zone glomérulaire ne contient que des grains
très nombreux, mais assez fins ; les vésicules irrégulières très abondantes dans les cellules de la zone
moyenne diminuent de volume et de nombre en descendant vers la zone interne, où la plupart des cellules
contiennent, à côté d'une grosse vésicule isolée, un
groupe de petits grains noirs.

Chez le chien et le cheval, la disposition de la graisse
est assez analogue : ce sont quelques grains plutôt
petits dans les cellules des arcs ; des grains et des vésicules assez grosses dans la zone fasciculée; les vésicules
deviennent plus abondantes dans la zone réticulée où,
avec les grains, elles forment souvent une sorte de couronne autour du noyau.

Enfin, nous avons pu examiner une capsule surrénale d'un supplicié, fixée par le liquide de Flemming,
qui y a décelé quelques granulations graisseuses dans
la zone externe, de grosses vésicules noires de volume
très inégal, mais abondantes dans la zone moyenne, et
des grains plus petits, mais toujours en assez grand
nombre, quoique inégalement répartis dans la zone interne.

On voit que la graisse, décelée par l'acide osmique,
se retrouve chez tous les animaux ; mais si sa distribution varie avec chaque espèce, elle varie certainement
aussi chez les sujets d'une même espèce, ce qui explique
les résultats contradictoires des différents auteurs. Les
conditions de ces variations chez les animaux adultes
et normaux ne nous sont pas encore connues, et sont,
du reste, difficiles à préciser. Cependant, la distribution
générale de la graisse dans la capsule surrénale peut
être envisagée ainsi : assez abondante, en grosses vésicules, dans la zone glomérulaire, elle atteint son
maximum dans la zone spongieuse, pour diminuer de
plus en plus au fur et à mesure qu'on avance vers la
moelle.

Nous avons insisté sur le volume inégal que présentaient souvent les vésicules graisseuses colorées ou non
par l'acide osmique. En effet, quelques auteurs,
Mulon, Bernart et Bigart, ont voulu voir une corres-
pondance entre les vésicules graisseuses et la structure
spongieuse des spongiocytes. Ceci, à notre avis, n'est
pas complètement exact. Si nous n'admettons pas,
comme Guieysse, qu'un liquide remplit ces alvéoles,
nous pensons qu'ils contiennent plusieurs variétés de

graisse. Tout d'abord, la structure alvéolaire est surtout nette dans la partie externe de la zone fasciculée chez le cobaye, dans toute la zone moyenne chez d'autres animaux, chat, chien, cheval ; or, la graisse se retrouve non seulement à ce niveau, mais également et souvent en grande abondance dans la zone glomérulaire où la structure alvéolaire est très peu marquée. De plus, les cellules spongieuses, après les fixateurs ordinaires, apparaissent comme formées d'alvéoles toujours très réguliers *(voir fig. I)*; or, les vésicules graisseuses noires, colorées par l'acide osmique sont presque toujours de volume extrêmement inégal : il est donc difficile de superposer absolument ces deux structures *(voir fig. II)*.

Enfin nous avons vu les deux variétés de graisse de la surrénale, l'une présentant les caractères de graisses ordinaires, l'autre, soluble dans le xylol. Or, dans certains cas, surtout dans certaines préparations de surrénales fixées au Flemming, et montées depuis quelque temps dans le baume au xylol, on peut voir que les vésicules noires inégales ont disparu, tandis qu'il persiste dans les cellules spongieuses un grand nombre de vésicules grisâtres, toutes de volume égal et correspondant parfaitement à la structure alvéolaire elle-même.

Ceci cadre très bien avec les recherches de BERNARD et BIGART sur la présence de la graisse labile dans les spongiocytes et prouve, une fois de plus que, si la cellule corticale a une structure essentiellement alvéolaire, elle contient dans ses alvéoles au moins deux variétés de graisse décelables par l'acide osmique.

Graisse colorée par l'hématoxyline cuprique. — Par l'emploi de la méthode de Weigert, l'hématoxyline au cuivre, nous avons pu colorer en outre, et dans les mêmes cellules, une autre variété de graisse, représentée par des grains et des vésicules bleues diversement réparties suivant les animaux, et qu'il est intéressant de rapprocher des deux précédentes.

Chez la marmotte, l'hématoxyline cuprique colore dans la zone glomérulaire des grains bleus, noirs, très fins, plus abondants dans certaines cellules. Ces grains deviennent plus gros et plus abondants dans la zone fasciculée. Ils augmentent encore de nombre dans la zone réticulée, où toutes les cellules en contiennent une assez grande quantité, quelques-unes en apparaissent complètement noir bleuâtre.

Chez le hérisson, ce sont des grains de diverses grosseurs, parfois réunis en amas, toujours très abondants dans les cellules de la zone externe. Très rares dans la zone fasciculée, ils sont remplacés dans la zone interne par des vésicules plus ou moins grandes, limitées par un contour très net, à centre clair, souvent isolées dans une cellule.

Ces grains sont, pour nous, un véritable produit d'élaboration de la cellule, et non comme le veut Mulon, un produit artificiel. En effet, nous avons pu les retrouver avec leurs mêmes caractères, sur des préparations fixées avec n'importe quel fixateur, les liquides de Bouin ou de Zenker, par exemple, en les mordançant pendant quelques jours dans le bichromate acétique, comme l'a fait M. Regaud pour le testicule.

Chez le rat, ce produit d'élaboration est toujours

très abondant, et à un faible grossissement déjà, on aperçoit à la périphérie de l'écorce deux bandes bleues, l'une correspondant à la zone glomérulaire, l'autre à la zone fasciculée, séparées par une mince bande claire, dépourvue de produit d'élaboration, et correspondant à celle que nous avons déjà signalée chez le même animal, après action du liquide de Flemming. Les cellules de la zone externe sont remplies de vésicules de dimensions diverses, à contours irréguliers, noirs, à centre bleu clair, et par des grains assez fins, noir bleuâtre, le tout souvent réuni en masse plus ou moins compacte, empêchant de voir le noyau. Dans la partie externe de la zone fasciculée, ces vésicules sont toujours aussi abondantes avec les mêmes caractères; elles diminuent de nombre dans la partie interne, où il n'y en a plus qu'une ou deux par cellule, pour augmenter de nouveau dans la zone réticulée : ici, elles sont toutes de même volume, de taille moyenne, souvent réunies par groupes à l'extrémité d'une cellule, accompagnées de grains de diverses grosseurs *(voir fig. III)*.

Les cellules glomérulaires du chat, après l'emploi de la même méthode, contiennent de nombreuses granulations fines, disposées sans ordre. Dans la zone fasciculée, ce sont, au contraire, d'assez nombreuses vacuoles, à centre bleu clair, à contours irréguliers. Dans la zone réticulée, il n'existe plus que quelques grains bleus, inégalement disséminés.

Chez le cobaye, on ne trouve que quelques grains bleuâtres, fins, dans la couche glomérulaire; par contre, toutes les cellules de la zone spongieuse apparaissent comme bourrées de vésicules à centre bleu clair, à contour noir irrégulier, parsemé de grains noirs. Ces vésicules deviennent moins nombreuses, plus isolées dans les cellules de la partie interne de la fasciculée et de la réticulée, mais sont accompagnées ici de nombreux grains noirs de dimension variable, irréguliers, remplissant parfois la cellule.

Chez le lapin, nous retrouvons des grains bleus dans les cellules de la zone glomérulaire, mais assez gros, peu nombreux, et accompagnés de quelques petites vacuoles bleues disséminées. Dans les deux autres zones, les cellules sont remplies de vacuoles très nombreuses, toujours à centre bleu clair et à contour irrégulier, marqué de quelques grains noirs, souvent disposées en couronne autour du noyau, qui peut être en partie caché par elles.

Enfin, l'hématoxyline cuprique montre un produit d'élaboration très abondant chez le chien et le cheval. Chez le chien, ce sont d'innombrables vésicules se touchant toutes, égales en dimension, à contour noir bleuâtre, à centre bleu clair, répandues également dans toutes les cellules de l'écorce, présentant simplement une teinte centrale un peu plus foncée dans la zone réticulée. Chez le cheval, on retrouve les mêmes vésicules, un peu moins abondantes dans la zone des arcs, situées surtout sur les parties latérales de la cellule; dans la zone fasciculée, elles s'accompagnent de quelques grains noirs irréguliers dans quelques cellules; enfin, elles deviennent très abondantes, de toutes les dimensions, dans la zone réticulée, où elles sont cependant inégalement réparties, et où l'on peut voir tous les intermédiaires entre les cellules dépourvues de vésicules, ou ayant quelques vacuoles bleues, et des cellules absolument bourrées de vésicules plus ou moins grosses.

Cette disposition, qui varie suivant les animaux, varie aussi chez les individus d'une même espèce. Cependant, d'une façon générale, ce produit coloré par l'hématoxyline cuprique, se présente de la façon suivante : en grains assez fins ou en petites vésicules, généralement peu abondantes dans la zone externe, en vésicules irrégulières assez nombreuses dans la zone moyenne, mais il devient surtout abondant dans la zone interne, où il est formé à la fois de vésicules et de grains de toutes dimensions. De plus, il a la particularité de se dissoudre très rapidement dans le xylol et la glycérine; il ne se conserve que dans un mélange aqueux, celui d'Apathy, par exemple (sucre et gomme arabique).

Si, maintenant, nous comparons ces résultats avec ceux obtenus après fixation par les mélanges osmiques, nous voyons deux produits d'élaboration qui semblent un peu différents, et qui ne sont pas complètement superposables : l'un coloré par l'acide osmique, en grosses vésicules, surtout abondant dans la zone glomérulaire et la zone spongieuse, l'autre, mis en évidence par la méthode de Weigert, en grains ou en vacuoles irrégulières, surtout abondant dans la zone fasciculée et la zone réticulée.

Nature histo-chimique de ces graisses. — Si nous avons rapproché ces deux produits d'élaboration l'un de l'autre, c'est que nous ne croyons pas, comme nous l'avions pensé au début de nos recherches, qu'il s'agisse ici d'un produit de sécrétion particulier, mais de différentes transformations d'une seule et même substance : la graisse.

Unna, Altmann et Starke ont étudié, il y a quelque temps déjà, les réactions des différentes graisses vis-à-vis de l'acide osmique. Mais, les récentes et intéressantes recherches de Mulon sur les réactions spéciales de la graisse surrénale, ont fait voir que dans ces glandes existaient surtout des graisses à coloration secondaire, c'est-à-dire devenant bistre en présence de l'osmium et. ne se colorant en noir qu'après passage dans l'alcool. Ceci explique les caractères particuliers de la graisse surrénale indiqués par les auteurs, et serait dû, d'après Mulon, à ce qu'elle est pauvre en oléine et, au contraire, riche en tripalmitine et tristéarine.

Le caractère de pauvreté en oléine indiquerait que la graisse surrénale est une lécithine [1]. Le produit coloré en bleu par l'hématoxyline cuprique rentrerait également dans ce groupe, puisque Wlassak a montré que des lécithines se coloraient par la méthode de Weigert.

La présence d'une lécithine dans la surrénale a du reste été démontrée chimiquement par Alexander (1892), plus récemment par Bernard, Bigart et Labbé (1903). Mulon (1903), avec la lumière polarisée, a retrouvé dans la capsule surrénale du cobaye des corps biréfringents avec la croix de polarisation que Dastre a démontré être des lécithines.

[1] On sait qu'une lécithine résulte du groupement de l'acide phosphoglycérique, d'une part avec un acide gras, d'autre part avec une base organique, telle que la choline.

Des vésicules identiques ou très semblables à celles
que nous avons décrites dans la surrénale avaient déjà
été trouvées dans le testicule (Regaud), de même que
dans le protoplasma de l'ovule, et dans les cellules des
tubes contournés de divers animaux (Regaud et Policard), organes où l'on a démontré depuis longtemps,
par l'analyse chimique, l'existence de lécithines. Nous
mêmes, avec Policard, avons retrouvé cette graisse
phosphorée dans les surrénales des amphibiens, que
l'on est d'accord pour regarder comme l'homologue
des surrénales des mammifères.

Nous devons faire remarquer toutefois que, s'il y a
quelques présomptions chimiques pour que ces
graisses appartiennent au groupe des lécithines, nous
n'avons encore aucune preuve histologique convain-
cante de leur nature chimique. D'autre part, les lécithines forment un groupe de corps très nombreux et
encore mal connus au point de vue chimique. Il n'est
donc pas encore permis d'affirmer catégoriquement la
nature des graisses de la surrénale ; on doit simplement
constater leurs caractères particuliers, leurs différentes variétés dont on ne connaît seulement que
quelques-unes à l'heure actuelle.

*Variations physiologiques et expérimentales de ces
graisses.* — Depuis longtemps déjà Ecker, Kölliker,
Henle avaient constaté que, chez le cheval et l'homme,
la graisse augmentait avec l'âge dans l'écorce de la surrénale.

Pendant la gestation, Guieysse a montré chez le
cobaye qu'il se produisait une augmentation de nombre

et de volume des vacuoles de la zone spongieuse, c'est-à-dire une hyperproduction de graisse.

Par la tétanisation musculaire, BARDIER et BONNE, BERNARD et BIGART ont produit également une vacuolisation plus intense des cellules corticales, et une transformation spongieuse plus ou moins accentuée portant sur toutes les zones de l'écorce.

Cette transformation spongieuse a été retrouvée par GUIEYSSE après injection de pilocarpine, par BERNARD et BIGART dans diverses intoxications expérimentales (arsenic, mercure). Ces derniers auteurs ont montré, dans les cas d'intoxication peu profonde, que cette transformation spongieuse était un des signes de la suractivité fonctionnelle de la glande, de ce qu'ils ont appelé l'*hyperépinéphrie*, tandis que lorsque l'intoxication est profonde, à côté d'autres signes d'altération, il se produit une disparition de l'état spongieux, indiquant un état d'*hypoépinéphrie* en opposition avec le précédent.

RECHERCHES PERSONNELLES. — Nous avons examiné l'état des surrénales de quelques animaux à l'état de sommeil hibernal, après un jeûne de plusieurs jours, ou après l'injection de petites doses répétées d'adrénaline.

Chez des hérissons et des marmottes tués en plein sommeil hibernal, l'hématoxyline cuprique colore un moins grand nombre de grains et de vésicules bleues, que dans les surrénales de ces mêmes animaux tués en été ; la zone glomérulaire peut même en être complètement dépourvue.

Il semble qu'il y ait là une diminution de la graisse

surrénale pendant la période hibernale, comme l'avait
du reste remarqué Baroncini et Beretta chez diverses
espèces de chauve-souris.

Chez des rats et des cobayes que nous avons laissés
mourir de faim, nous assistons au contraire à une transformation spongieuse de l'écorce, en particulier de la
zone glomérulaire, qui devient, chez ces animaux,
beaucoup moins colorable, et qui présente en outre
des déformations nucléaires considérables.

Enfin, chez des lapins, auxquels nous avions injecté
de petites doses répétées d'adrénaline, nous n'avons pu
constater au niveau de l'écorce, aucune modification
appréciable de la répartition de la graisse.

En somme, il faut remarquer dès maintenant, que
la graisse surrénale augmente toutes les fois que les
produits toxiques augmentent dans l'organisme : gestation, travail musculaire, jeûne, intoxications diverses.
Il serait intéressant de rechercher aux dépens de
quelles variétés de graisse, colorées par l'acide osmique ou par l'hématoxyline cuprique, se fait cette
augmentation, et si l'élaboration plus active d'une de
ces variétés répond en quelque sorte à des conditions
physiologiques particulières ; malheureusement l'état
de nos recherches ne nous permet pas encore de répondre à cette question.

B.-Secrétion propre à quelques zones corticales. Cellules sidérophiles. Corps sidérophiles.

Zone fasciculée. Cellules sidérophiles. — Outre
les grains oxyphiles et la graisse contenue dans les

mailles du réticulum protoplasmique des cellules de cette zone, Ciaccio décrit dans la partie supérieure de la fasciculée deux espèces de cellules : les unes à fin réticulum, et faiblement colorées par les couleurs d'aniline, les autres à forme irrégulière, à réticulum épaissi, et présentant une affinité marquée pour l'hématoxyline ferrique qui les teint en noir intense. Ces cellules, que l'auteur nomme pour cela *sidérophiles*, sont assez nombreuses chez le cobaye ; chez le lapin elles seraient finement granuleuses; chez l'homme, elles sont garnies de grosses granulations. Ciaccio ne sait quelle interprétation en donner, il ne croit pas pouvoir en faire des formes dégénératives, car leur noyau est bien conformé et hyperchromatique.

Nous avons retrouvé ces deux sortes de cellules chez la plupart des animaux que nous avons examinés; chez le hérisson par exemple, elles sont nombreuses et se retrouvent dans toute la zone fasciculée. Sur des préparations colorées par la méthode de Weigert, on voit qu'elles correspondent à des cellules colorées intensément en bleu par l'hématoxyline cuprique, qui y met en évidence de très nombreuses vésicules serrées autour du noyau, à contour bleu foncé, et à centre bleu plus clair. Nous croyons qu'elles correspondent à différents stades de fonctionnement, et qu'elles représentent des cellules où le produit d'élaboration est plus abondant que dans les autres.

Zone réticulée. Corps sidérophiles. — Guieysse est le premier qui ait attiré l'attention sur des différenciations protoplasmiques particulières, qu'il décrit dans la partie interne de la zone fasciculée et dans la réticulée. Au moyen de l'hématoxyline ferrique, il a mis en évidence des formations très polymorphes, qu'il désigne sous le nom de *corps sidérophiles*, et qu'il regarde comme des formations ergastoplasmiques. Ces corps, retrouvés par CIACCIO, se présentent sous la forme de lignes irrégulières, de masses juxta-nucléaires, de disques à centre clair.

De plus, CIACCIO par la même méthode, a pu décrire et figurer plusieurs stades dans la forme de ces corps sidérophiles, constituant ainsi un processus sécrétoire en entier. Ces stades seraient les suivants, d'après cet auteur :

1° Les cellules contiennent des masses sidérophiles à leur pôle, et sont privées ou à peu près de granulations, ce serait un stade de repos.

2° Dans d'autres cellules, la structure sidérophile polaire est à peu près totalement absente, tandis que dans le reste du protoplasma, on voit épars de gros grains arrondis ou légèrement ovalaires dont le contenu se colore intensément avec l'hématoxyline ferrique tandis que le centre reste incolore.

3° Dans d'autres cellules, la structure sidérophile polaire a également disparu, et dans le protoplasma on voit des corps sidérophiles disposés en bâtonnets.

4° Dans d'autres cellules, on note dans le protoplasma, une grande quantité de granulations sidérophiles arrondies de grandeur variable, et qui ont tous les caractères de grains de zymogène.

5° Enfin, d'autres cellules privées de granulations présentent à leur pôle un commencement de différenciation comme une masse vacuolisée et dont le contour des vacuoles se colore avec l'hématoxyline ferrique en noir lavé.

Ciaccio compare ces phénomènes sécrétoires à ceux des autres glandes séreuses, et résume ainsi qu'il suit les stades sécrétoires des cellules de la zone réticulée : « tout stade de repos présente une masse polaire sidérophile, laquelle se transforme, donnant origine à des corps ronds à centre incolorable, puis à des granulations semblables à celles de tous les organes glandulaires. A mesure que se forment les granulations, au pôle disparaît la substance sidérophile et, à sa place se voient simplement des vacuoles. C'est là un premier cycle sécrétoire : après celui-ci en commence un autre dans lequel les granulations s'accroissent notablement et deviennent moins colorables, subissant une transformation chimique spéciale, qui donne une substance pigmentée; cette dernière transformation peut aussi arriver à de petites granulations. C'est là un second cycle sécrétoire. Et à la base de ces deux cycles, nous pouvons distinguer dans les cas d'hypersécrétion deux formes cellulaires : nous avons à peu près le même fait qui se vérifie dans les cellules de la thyroïde et dans celle de l'hypophyse cérébrale. Et qui sait si la double espèce cellulaire qui se rencontre dans la plupart des glandes ne doit pas s'interpréter de la même façon. Un fait qui certainement mérite l'attention est la présence de la substance polaire sidérophile; je crois que dans ce cas nous devons voir une certaine analogie avec ce qui se voit dans les autres glandes : dans le pancréas, la cellule au stade de repos présente une partie distale faiblement granuleuse, qui, durant l'activité sécrétoire, disparaît pour donner naissance à des granulations, cette zone distale est appelée *prézymogène*. La même chose peut se voir dans le rein, dans les strates en bâtonnet des tubuli contorti, et le même fait a été relevé par GARNIER pour les glandes séreuses (ergastoplasme).

Évidemment, la même interprétation peut être donnée à toute substance sidérophile; elle représente un stade précédant toute formation de granulations, représentant l'ergastoplasma de la zone interne, auquel on peut donner le nom de substance *prégranuleuse*, ou d'après les rapports de la cellule : *zone prégranuleuse.*

RECHERCHES PERSONNELLES. — Nous envisagerons tout d'abord la question des corps sidérophiles, et nous indiquerons ensuite notre manière de comprendre la structure sidérophile polaire.

BARDIER et BONNE ont mis en doute la nature ergastoplasmique de ces corps sidérophiles, à cause de leur polymorphie étrange et de leur absence dans les zones dont la fixation est irréprochable. DELAMARE se range à cette manière de voir.

Il est tout d'abord un fait évident : c'est que ces corps sont fréquents après l'emploi de fixateurs médiocres de la cellule corticale : liquide de Tellyesniczky ou de Zenker, par exemple, tandis qu'après le mélange de Bouin le protoplasma de la cellule de la zone réticulée apparaît à peu près homogène. D'autre part, il est facile d'augmenter leur nombre par la simple expérience suivante : nous avons fixé deux morceaux de surrénale d'un rat, l'un avec le mélange de Tellyesniczky ordinaire (avec 5 p. 100 d'acide acétique), l'autre avec le même liquide additionné de 10 pour 100 de ce même acide; dans ce second morceau, l'hématoxyline ferrique met en évidence, en beaucoup plus grand nombre que dans le premier, des corps sidérophiles de toutes formes, qui ne sont dus évidemment qu'à la mauvaise fixation.

Mais nous ne voulons pas dire par là que nous nions complètement la présence de toute production ergastoplasmique dans le protoplasma des cellules de la zone réticulée. Dans les préparations de surrénale bien fixées, au liquide de Bouin par exemple, et bien différenciées on peut parfaitement voir colorés par l'hématoxyline ferrique de petits corps irréguliers, filamenteux, au sein du protoplasma; ils ne sont pas constants dans toutes les cellules, mais leur forme est à peu près toujours identique, et rappelle parfaitement les formations ergastoplasmiques que l'on a décrites dans la plupart des cellules glandulaires.

Chez quelques animaux, en particulier le hérisson, ils sont assez gros, ovales, à peu près réguliers, et souvent situés au voisinage du noyau.

Enfin, par des méthodes appropriées : le rouge d'acridine, ou l'alizarine ferrique de Benda, nous avons pu colorer dans les mêmes cellules chez plusieurs animaux, le rat, le hérisson, le chien, le cheval, des formations qui présentent tous les mêmes caractères que les « Mitochondres » de Benda. Ce sont dans quelques cellules de la zone réticulée, non dans toutes, de fins filaments irréguliers, dessinant des arabesques dans la cellule, quelquefois des bâtonnets, toujours au voisinage du noyau.

Nous voyons donc qu'il est impossible de nier la présence de formations ergastoplasmiques dans la cellule de la zone réticulée de la surrénale, mais sous la forme de fins filaments irréguliers, souvent situés au voisinage du noyau, et ne se trouvant pas dans toutes les cellules, et non sous la forme de corps sidérophiles très polymorphes, ni de structure alvéolaire polaire.

Nous croyons, en effet, que Ciaccio a donné une mauvaise interprétation de cette structure alvéolaire polaire, par défaut de comparaison avec ce que montre l'étude des coupes de surrénale après l'action de l'acide osmique, ou l'emploi de l'hématoxyline cuprique. L'étude de la graisse de l'écorce nous a précédemment démontré que l'on voyait fréquemment dans les cellules de la zone réticulée des vésicules ou des grains colorés soit en noir par l'acide osmique, soit en bleu par l'hématoxyline cuprique, souvent réunis par groupes au pôle d'une cellule. Sa structure alvéolaire polaire ne serait donc que la coloration par l'hématoxyline ferrique du contour de ces différentes vésicules graisseuses. De même, les grains de ces cellules que Ciacco interprète comme des grains de zymogène ne sont autres que les grains graisseux mis en évidence par les autres méthodes.

S'il est possible de voir dans la zone réticulée tous les intermédiaires entre des cellules ne contenant aucune vésicule ni aucun grain, et des cellules bourrées de ces produits d'élaboration, nous ferons remarquer qu'il est impossible de trouver dans les cellules de la surrénale différents stades de sécrétion, comme on en a décrit dans certaines cellules glandulaires (pancréas, estomac), où l'on voit une relation évidente entre la présence des fonctions ergastoplasmiques et des produits de sécrétion.

Les cellules de la substance corticale contiennent donc en plus ou moins grande abondance des produits d'élaboration, dont nous avons montré la nature graisseuse, et dont nous devons envisager maintenant le rôle dans la physiologie de la glande elle-même.

C. — **Rôle des produits d'élaboration intra-cellulaire.**
Fonction antitoxique de la substance corticale

Tous les auteurs qui se sont occupés, soit de la graisse, soit des granulations des cellules de l'écorce de la surrénale, ont parlé de produit de sécrétion, entendant ainsi un produit élaboré par le protoplasma et destiné à être déversé au dehors.

Nous devons faire remarquer ici que dans ces cellules on ne connaît aucun grain de zymogène comme dans les glandes séreuses, mais simplement des vacuoles et des grains de nature graisseuse. Il faut constater aussi que les formations ergastoplasmiques ne se trouvent que dans les cellules d'une seule zone, la réticulée, et qu'on n'en rencontre pas dans celles des deux autres couches où ces produits sont cependant les plus nombreux.

La présence de ces formations ergastoplasmiques est une preuve en faveur de la nature glandulaire de la substance corticale des surrénales. Une autre preuve

nous en est donnée par les grandes variations de chromaticité que l'on observe dans les noyaux des cellules
de cette région. Après l'emploi d'une coloration simple,
l'hématoxyline ferrique par exemple, il semble que ces
noyaux renferment des quantités inégales de chroma-
tine, disposées d'ailleurs diversement : réseau, pseudo-
nucléole, croutelles, coloration massive et diffuse du
noyau. L'hématoxyline cuprique également teint certains noyaux d'une nuance plus ou moins foncée, lais-
sant les autres incolores. Ces différences de colorabilité
des noyaux ont été signalées plusieurs fois dans divers
organes glandulaires ; M. REGAUD a montré l'importance
de ces variations de chromaticité dans les cellules à
fonction sécrétoire, variations qui sont vraisemblable-
ment en rapport avec la participation du noyau au
travail élaborateur du protoplasma.

Mais la présence de vésicules graisseuses de diverse
nature dans le protoplasma de ces cellules indique
dans cette substance corticale une nature glandulaire
bien spéciale et un fonctionnement très particulier. On
pourrait comprendre celui-ci, comme semblent le vou-
loir tous les auteurs, comme un déversement continu
dans les vaisseaux d'un produit de sécrétion formé dans
ces vacuoles et ces grains cellulaires. Etant donné les
variations de forme et de contenu des cellules des différentes couches de la substance corticale, il faudrait
admettre, comme le voulait GUIEYSSE, que chacune de
ces zones déverse dans le sang un produit de sécrétion
particulier. Mais nous avons vu que toutes les cellules
de l'écorce avaient une même structure fondamentale
qui permet de comprendre difficilement un produit de

sécrétion variable avec chaque zone. D'autre part, nous avons vu également que le contenu des vacuoles cellulaires était de nature graisseuse et appartenait probablement au groupe des lécithines ; il faudrait admettre que cette lécithine passe dans le sang, soit directement, soit après s'être décomposée. Or, l'existence de cette sorte de graisse a été démontrée aussi bien dans les centres nerveux que dans d'autres organes : ovaire, testicules, reins, et nous ne croyons pas qu'on puisse la regarder comme un produit de sécrétion spécifique de la capsule surrénale. Et, s'il est prouvé qu'il existe des lécithines dans la surrénale, on ne peut dire que cet organe ait pour rôle de sécréter de la graisse, fût-ce même une lécithine.

On pourrait admettre aussi avec quelques anciens auteurs (Gottschau) que les cellules des différentes zones corticales subissent une évolution graduelle de dehors en dedans aboutissant à leur destruction totale dans la zone médullaire. Mais nous avons vu que l'absence ou la rareté des figures de division, de même que l'absence des formes de transition entre les différentes cellules de l'écorce nous empêche d'accepter cette manière de voir.

Il reste maintenant une hypothèse qui, croyons-nous, n'a pas encore été envisagée au sujet des surrénales. C'est celle qui consiste à regarder ces vacuoles graisseuses ou *vacuoles lipoïdes*, comme des organes permanents de la cellule, ayant pour rôle de collecter ou de condenser certains matériaux à éliminer. Ces corps ont été étudiés par Gurwitsch dans le rein de la grenouille et par Regaud et Policard dans le rein des ophidiens. L'extrême importance qu'attache Gurwitsch aux vacuoles lipoïdes est légitimée par les découvertes d'Overton. Cet auteur est arrivé à cette conclusion expérimentale que les cellules vivantes ne se laissent pénétrer que par les substances solubles dans les corps lipoïdes. Il admet comme corollaire hypothétique de cette loi que les cellules possèdent à leur surface une mince couche de protoplasma imprégnée de corps lipoïdes. Partant de la loi d'Overton, on peut se représenter ainsi qu'il suit le mécanisme de pénétration d'une substance dans une cellule vivante : la substance, arrivée au contact de la cellule, se dissout dans la couche corticale de celle-ci, imprégnée de lipoïde ; de la couche corticale, elle diffuse peu à peu dans l'intérieur du corps cellulaire. Mais il faut bien faire remarquer que la conception d'Overton et de Gurwitsch se heurte à des objections sérieuses que Regaud et Policard ont formulées à propos du rein.

Néanmoins, si nous appliquons ces données aux cellules de la couche corticale de la surrénale, nous constatons qu'elles sont extrêmement riches en corps lipoïdes et qu'il est possible que ce soit par l'intermédiaire de ces corps que les produits toxiques charriés par le sang pénètrent dans la cellule pour s'y transformer et s'y détruire.

Cette hypothèse est parfaitement d'accord avec ce que nous enseigne la physiologie. Tout d'abord, on sait que les graisses possèdent des propriétés atténuantes. Kempner et Schepilewsky ont montré que la lécithine, mélangée à la toxine du botulisme protège la souris autant que la substance cérébrale, de même que l'huile d'olive émulsionnée et neutralisée par la soude. Suivant Stondewsky, le carmin qui dérive du corps adipeux de la cochenille exerce vis à vis de la toxine tétanique une influence modificatrice analogue à celle de la macération des centres nerveux.

De plus, le rôle antitoxique des surrénales a été montré depuis longtemps, comme nous l'avons déjà vu par les expériences d'Abelous et Langlois (1891), d'Albanèse (1892), d'Oppenheim et Lœper (1902). Charrin et Langlois (1894), Abelous, Oppenheim, ont constaté également une action antitoxique exercée *in vitro* par le tissu surrénal sur certains alcaloïdes (nicotine, atropine, phosphore).

La transformation spongieuse de l'écorce sous l'influence, soit de poisons endogènes (gestation, Guieysse, travail musculaire, Bernard et Bigart, Bardier et Bonne, jeûne, nous-même), soit sous l'influence de poisons exogènes (pilocarpine Guieysse, arsenic, mercure Bernard et Bigart), montre bien que ces produits d'élaboration augmentent lorsque les toxiques leur arrivent en plus grande abondance.

Enfin, les localisations à l'écorce des lésions dans le cas d'intoxication, l'absence de réaction de la substance médullaire sous les mêmes influences permettent de localiser cette fonction antitoxique à la substance corticale, dans laquelle, seule, on peut constater ces produits d'élaboration.

Il n'est pas jusqu'à la moindre importance de l'écorce par rapport à la substance médullaire, que l'on ne puisse ainsi expliquer. Cette fonction antitoxique, en effet, qui est poussée au plus haut point au niveau de la surrénale, peut être remplacée dans une certaine mesure par d'autres organes, comme le corps thyroïde (ROGER) ou le foie (CHARRIN).

En somme, il est intéressant de rapprocher ainsi les données fournies par l'histologie, à celles que nous enseigne la physiologie. Et, sans aller chercher dans l'écorce de la capsule surrénale des phénomènes de sécrétion, en voulant absolument la comparer à d'autres glandes de l'organisme, il est plus simple de constater qu'elle se compose de cellules de disposition variable, mais de structure fondamentalement identique, contenant simplement dans leur intérieur des produits d'élaboration de nature graisseuse, au niveau desquels les produits toxiques, charriés par les nombreux vaisseaux qui lui arrivent, se déposent et se transforment, et que, seulement au niveau de la dernière couche, il existe des formations ergastoplasmiques, indiquant simplement ici une activité protoplasmique plus intense et montrant sa nature glandulaire proprement dite, quoique toute spéciale.

PIGMENT

Formations pigmentaires dans les cellules corticales.
— Les cellules de la zone réticulée contiennent aussi
des pigments, sur la signification desquels on n'est pas
encore bien fixé. Ce pigment a été décrit comme une
sécrétion particulière de la zone réticulée, mais outre
qu'on peut le rencontrer dans les autres zones corticales, son importance nous force à l'étudier dans un
chapitre spécial.

A peu près tous les auteurs ont signalé chez l'homme
la présence d'un pigment jaune ou brun dans les cellules corticales situées à là limite de la moelle. Gottschau (1882), Pfaundler (1892) trouvent aussi des cellules pigmentaires dans cette couche chez la plupart de
mammifères. Stilling (1887), chez le bœuf, décrit des
cellules pigmentaires stellaires entre les cellules parenchymateuses. Guieysse, Hultgren et Andersson l'ont
signalé chez le cobaye.

Ce pigment ne se trouve jamais dans la substance
médullaire, contrairement à ce qu'on affirmé Pilliet
et Swale Vincent, qui ont certainement confondu avec
les cellules médullaires, des cellules de la zone réticulée se prolongeant dans la moelle.

Ciaccio (1903) a pu colorer seulement dans quelques cas certaines sphérules pigmentaires par l'hématoxyline ferrique et la méthode de Russell ; ce pigment est, pour lui, d'origine cellulaire, et il n'y voit qu'un stade sécrétoire de la cellule réticulée.

Enfin, Mulon (1903), étudiant les amas pigmentaires de la surrénale du cobaye, a constaté que sous la teinte jaune uniforme se cachaient au moins trois substances différentes, substances imprégnant les éléments qui forment les amas de pigment, mais distinctes et dissociables de ces éléments. Il y aurait ainsi : de la graisse que colorent, soit l'acide osmique, soit l'hématoxyline cuprique ; du pigment ferrique, mis en évidence par le sulfhydrate d'ammoniaque, ou par le ferrocyanure de potassium, en présence de l'acide chlorhydrique dilué ; et un lipochrome colorant ces masses en jaune plus ou moins foncé.

Recherches personnelles. — Nous avons retrouvé, dans les surrénales de quelques espèces animales, ces amas pigmentaires avec les caractères que leur ont assignés les auteurs : ce sont des éléments tantôt très fins, tantôt plus volumineux, atteignant 1, 2 ou 3 μ, ou même davantage : les uns sont assez régulièrement sphériques, les autres plus ou moins irréguliers. C'est un pigment jaunâtre, rappelant assez bien les granulations de pigment ocre que l'on rencontre quelquefois dans les cellules hépatiques ; il est insoluble dans l'alcool, le chloroforme, le xylol ; il résiste à l'action des acides et des alcalis. Il est généralement incolorable ; cependant, chez le cheval, les cellules chargées de pig-

ments se montrent colorées en vert clair sous l'action
du vert lumière, et en bleu pâle après l'emploi de la
méthode de l'alizarine ferrique. Mais, ni chez cet animal, ni chez les autres où nous l'avons rencontré, nous
n'avons pu le colorer, soit par le sulfhydrate d'ammoniaque, soit par le ferrocyanure de potassium et l'acide
chlorhydrique.

Nous avons été frappé de la grande variabilité de ce
pigment, non seulement chez les différentes espèces
animales, mais même chez des individus d'une même
espèce. C'est ainsi que, dans la surrénale du cheval,
nous l'avons retrouvé chez tous les individus que nous
avons examinés, sous la forme d'infiltration plus ou
moins abondante de quelques cellules soit isolées,
soit réunies par groupes, dans les deux zones corticales moyenne et interne; chez le chien, au contraire, nous n'avons trouvé qu'une fois de très petits
grains de pigment jaune dans les cellules de la zone
réticulée.

De même chez le rat, alors que nous avons examiné
plus d'une vingtaine de surrénales de cette espèce animale, nous n'avons constaté qu'une seule fois chez un
individu mâle, adulte, semblant absolument normal,
la présence, dans quelques cellules de la zone réticulée,
d'amas pigmentaires sous la forme de grosses masses
vésiculeuses arrondies ou ovales, généralement uniques
souvent situées au pôle de la cellule.

Chez certains autres animaux, le chat, le lapin, la
marmotte, nous n'en avons jamais rencontré.

Conditions physiologiques de la production du pig-

ment. — Si les causes de cette variabilité ne sont pas encore élucidées, on a pu cependant préciser, jusqu'à un certain point, certaines conditions physiologiques commandant ou tout au moins augmentant la production de ce pigment.

Il apparaîtrait, par exemple, avec l'âge : SOULIÉ a constaté son absence chez le nouveau-né ; PILLIET, DELAMARE le donnent, au contraire, comme un signe de la sénescence de la surrénale. HULTGREN et ANDERSSON ne l'ont rencontré que chez les vieux chats.

Chez le cobaye, GUIEYSSE a montré que, s'il augmentait après injection de pilocarpine, il y en avait surtout une hyperproduction pendant la gestation ; hyperproduction que nous avons retrouvée dans la capsule surrénale d'une cobaye femelle en gestation au voisinage du terme.

Enfin, chez un animal hibernant, le hérisson, nous avons pu constater que, si le pigment se retrouvait en plus ou moins grande abondance, dans les cellules corticales des surrénales des animaux tués en été, c'est-à-dire en dehors de la période hibernale, ce pigment manquait totalement dans les surrénales des animaux tués en plein sommeil hibernal.

CARLIER, en 1893, avait déjà constaté cette absence de pigment sur un hérisson endormi.

Nature et origine du pigment surrénal. — La nature et l'origine de ce pigment ont été diversement interprétées, et sont loin d'être complètement élucidées. Pour les uns, LUKJANOW, MULON, CIACCIO, il serait autochtone et d'origine plasmatique. MAC-MUMM, AULD, PILLIET, GUIEYSSE, au contraire, soutiennent son origine hématique ou exogène. CARNOT a essayé d'en démontrer la provenance vasculaire : ayant injecté sous la peau ou dans le péritoine une assez grande quantité de pigment choroïdien, il a constaté qu'une partie de ce pigment atteignait la surrénale et s'y fixait ; ces grains étaient absorbés par la cellule réticulée qui les digérerait et probablement les décolorerait. Mais cette expérience serait plutôt en faveur de la fonction antitoxique de la surrénale, et non de la formation de pigment aux dépens du sang.

Les caractères bien spéciaux de ce pigment, sur lesquels sont d'accord les auteurs (inaltérabilité par les acides, l'éther, l'alcool, incolorabilité par le ferrocyanure et l'acide chlorhydrique, ou par le sulfhydrate d'ammoniaque), caractères qui le différencient des pigments d'origine hématique que l'on rencontre dans d'autres organes (foie, pancréas), plaident plutôt en faveur de son origine plasmatique ; ce ne serait qu'une transformation de la graisse corticale sous l'action du chimisme cellulaire. On pourrait ainsi le considérer au même titre que les vésicules graisseuses, comme des enclaves protoplasmiques, au niveau desquelles viendraient se détruire certains produits toxiques particuliers.

Il est à remarquer que ces amas pigmentaires se trouvent à peu près exclusivement dans les cellules de la zone réticulée, c'est-à-dire dans les seules cellules de l'écorce où l'on peut mettre en évidence des formations ergastoplasmiques. Y a-t-il une relation entre ces deux productions ? La transformation pigmentaire implique-t-elle une activité glandulaire plus considérable ? ceci est possible, quoiqu'il soit jusqu'à présent impossible de trancher la question.

Fonction pigmentaire de la surrénale. — On a voulu faire jouer à cette fonction pigmentaire de l'écorce de la surrénale, un rôle dans la pigmentation de la peau et des muqueuses. D'après Cassan et Meckel les surrénales seraient plus grosses chez le nègre que chez le blanc; Langlois et Rehns ont constaté que les glandes de fœtus de brebis noires étaient plus foncées et un peu plus grosses que celles des fœtus de brebis blanches. Mais ce rôle de la surrénale est encore très problématique ; et les recherches de Cruveilhier ont prouvé que les assertions de Cassan et de Meckel ne sauraient être généralisées ; de même, chez certains animaux (cobaye, lapin, rat), les surrénales ne semblent pas plus volumineuses chez les exemplaires pigmentés que chez les types albinos (Delamare). Nous-mêmes, nous n'avons jamais trouvé de différence entre les glandes de rats noirs et de rats blancs.

Certains auteurs, Nothnagel, Tizzoni, Marino-Zucco, Boinet, veulent même voir un rapport entre cette fonction pigmentaire des surrénales et les troubles pigmentaires de la peau et des muqueuses que l'on observe quelquefois à la suite de l'ablation d'un ou des deux organes. Dans la maladie d'Addison, Brown-Séquard, Testelin, Duclos ont supposé que la mélanodermie était due à la suppression de la fonction des surrénales, qui feraient subir une modification spéciale à la matière douée de la propriété de fournir du pigment.

Mais ces troubles sont, tout d'abord, assez rares et

inconstants ; on a pu également les constater, alors même que les surrénales étaient parfaitement saines (observations d'absence congénitale des capsules ou de leur destruction sans mélanodermie, Rokitansky, Mattei, Buhl, etc.). La plupart des auteurs sont, du reste, d'accord aujourd'hui pour les rattacher à des lésions du sympathique abdominal (Lancereaux et Laveran, von Kahlden, Nothnagel, Riehl, etc.).

En somme, le rôle de la fonction pigmentaire des surrénales est encore peu connu. Il semble, cependant, d'après les données actuelles, qu'elle ne doit être qu'une fonction accessoire de la fonction adipogénique et anti-toxique de la substance corticale, se produisant surtout dans certaines conditions physiologiques particulières, dont quelques-unes sont connues : âge, gestation, hibernation (ou plutôt réveil hibernal), et dont le autres restent encore à élucider.

II. SUBSTANCE MÉDULLAIRE

Phénomènes de sécrétion dans les cellules médullaires. — Si les cellules médullaires diffèrent des cellules corticales par leur forme et leur disposition, elles en diffèrent plus encore par les phénomènes de sécrétion que l'on y observe. Leur protoplasma qui apparaît, comme nous l'avons vu, d'une façon très variée, suivant les fixateurs employés, ne contient dans son intérieur aucun produit d'élaboration différenciable tout au moins ni par l'acide osmique, ni par l'hématoxyline cuprique ; jamais, non plus, on n'y trouve de pigment.

Aussi leur nature glandulaire a-t-elle été souvent contestée et plusieurs auteurs ne voulaient y voir que des cellules nerveuses ganglionnaires. Cependant, quelques faits semblent prouver que, si leur sécrétion est toute spéciale, elles possèdent une activité glandulaire très manifeste.

C'est, tout d'abord, les différences de coloration que l'on observe dans les cellules d'un même cordon médullaire, différences déjà notées par plusieurs auteurs. GOTTSCHAU (1882) et DOSTOJEWSKY (1886) ont vu, outre des cellules colorées en brun par l'acide chromique, d'autres cellules incolores se plaçant entre les premières.

Pfaundler (1892) a également constaté ces deux sortes de cellules, les unes colorées en brun prédominant, d'après lui, vers la paroi des gros vaisseaux, les autres incolores vers celles des petits.

Manasse (1894) représente les cellules médullaires comme formées de deux parties, l'une colorée en brun foncé par l'acide chromique, l'autre incolore ; il considère cette structure différente des cellules comme due à des états physiologiques distincts.

Recherches personnelles. — Ces différences sont très nettes et très faciles à observer après l'emploi du liquide de Ciaccio (bichromate et formol), qui fixe la teinte brune des cellules médullaires et permet de constater leur variation de coloration.

Indépendamment de cette action spéciale de l'acide chromique, il est aisé de voir, avec n'importe quel fixateur, chez tous les animaux, les cellules médullaires se colorer plus ou moins intensément avec les divers colorants. Mais c'est surtout dans la surrénale du cheval que ces deux sortes de cellules sont très visibles : les unes sont colorées simplement en rose, les autres en rouge intense par l'éosine ; en général, elles alternent l'une avec l'autre, formant surtout autour des gros vaisseaux, des cordons de cellules alternativement roses et rouges. Il semble que ces variations de coloration correspondent à deux étapes sécrétoires de la cellule médullaire.

D'autre part, chez le hérisson, aussi bien chez l'animal endormi qu'en dehors du sommeil hibernal, nous avons pu constater dans les cellules médullaires, après

l'emploi de n'importe quel fixateur, la présence de formations particulières : c'est à peu près dans toutes les
cellules, une sorte de condensation du protoplasma
autour ou au voisinage du noyau, formant à ce niveau
comme une petite masse arrondie ou ovale, à contour
régulier, de dimension toujours assez grande, prenant
un peu plus fortement les matières colorantes que le
reste de la cellule. Quelle est la signification exacte de
ces formations que, du reste, nous n'avons retrouvées
ni chez la marmotte, animal hibernant également, ni
chez aucun autre animal? Nous croyons pouvoir les
rapprocher de ce que l'on a décrit sous le nom de Nebenkern notamment dans les cellules du pancréas
(voir fig. IV).

Enfin, toujours chez le même animal, mais chez une
femelle, nous avons constaté un fait particulier que nous
avons signalé au Congrès des Anatomistes de Montpellier
en 1902 : c'est la transformation de quelques cordons
médullaires en véritables cavités pseudo-acineuses,
comparables aux vésicules du corps thyroïde. L'une de
ces vésicules, la plus nette, est constituée par une ran-
gée unique de cellules médullaires en tout semblable
aux autres cellules de cette partie de la surrénale. Elles
sont entourées à l'extérieur par une gaîne nette de
tissu conjonctif séparant la vésicule des vaisseaux am-
biants. La cavité centrale est extrêmement distincte,
arrondie, sans aucune trace d'endothélium. Les cellules
sont mal limitées ; elles possèdent chacune un ou deux
beaux noyaux vésiculeux, sphériques, placés plus près
de la cavité centrale que de la partie périphérique de la
cellule. Elles sont diversement colorées, la plupart sont

foncées et granuleuses, quelques-unes sont claires ; enfin, l'une d'elles a sa paroi interne qui s'est rompue, et son contenu s'est déversé dans la lumière de la vésicule sous forme d'une masse amorphe, contenant deux noyaux assez distincts *(voir fig. V)*. Il semble donc que l'on ait affaire ici à de véritables kystes fermés à leur extrémité, comme on le voit sur les coupes voisines, et formés au centre même des cordons médullaires.

Nous n'avons retrouvé ces formations chez aucun autre hérisson ; est-ce quelles sont spéciales aux femelles ? est-ce qu'elles représentent, chez elles, une accumulation de sécrétion, rappelant un peu celle que l'on observe dans l'écorce de la surrénale de cobaye en gestation? c'est ce qu'il est difficile de dire sur la constatation d'un fait isolé. Néanmoins il est intéresant de constater ce véritable phénomène de sécrétion holocrine, qui est encore en faveur de la nature glandulaire des cellules médullaires et que l'on pourrait rapprocher de ce que PETTIT a vu dans la surrénale de l'anguille. Enfin encore un autre fait en faveur de la nature glandulaire de ces cellules est la grande variation de chromaticité de leurs noyaux, comme nous l'avons déjà signalé pour la substance corticale.

Réactions chimiques spéciales des cellules médullaires. — Mais ce qui caractérise surtout ces cellules et ce qui leur donne un type glandulaire différant non seulement des cellules corticales, mais aussi des cellules de toutes les autres glandes, ce sont leurs réactions histo-chimiques très spéciales.

Réaction de Vulpian. — VULPIAN (1856) a vu, depuis longtemps, que si l'on mettait une goutte de perchlorure de fer sur une section de surrénale, immédiatement la substance médullaire prend une belle teinte verdâtre, tandis que la substance corticale reste incolore.

CIACCIO (1903), en traitant des tranches minces de surrénales par le perchlorure de fer, puis par l'ammoniaque, a pu mettre cette réaction en évidence sur des coupes microscopiques.

Réaction de Henle ou réaction chromophile. — HENLE a, le premier, signalé la propriété des cellules médullaires de se colorer en brun par l'acide chromique ou ses sels, propriété confirmée par tous les auteurs. STILLING (1898) a retrouvé dans les ganglions sympathiques des cellules ayant la même propriété; il y a vu la preuve de l'origine sympathique de la substance médullaire de la surrénale et a donné à toutes ces cellules le nom générique de *cellules chromophiles.* KOHN (1899), après cet auteur, en a fait une étude approfondie; il les a retrouvées dans la glande carotidienne, de même que dans l'organe parasympathique de Zuckerkandl et a cru devoir les désigner sous le barbarisme de *cellules chromaffines.*

Cette réaction de Henle, visible surtout sur les coupes fixées au liquide de Muller, et montées sans coloration, n'est pas aussi nette après les autres fixateurs à base de sels chromiques et disparaît complètement sous l'action des matières colorantes. CIACCIO (1903) cependant a pu la rendre permanente et très nette, par l'emploi d'un mélange de bichromate et de formol, ce dernier fixant sur les cellules la teinte jaune brun que leur donne l'acide chromique.

Réaction de Mulon. — Si on expose une coupe de surrénale fraîche d'un animal quelconque aux vapeurs d'acide osmique, il se produit une teinte rose au niveau de la substance médullaire, teinte qui passe très rapidement au brun roux puis au noir.

Sur quelles parties de la cellule se portent ces réactions. — Depuis longtemps les auteurs avaient observé des granulations dans l'intérieur des cellules médullaires, mais aucun n'avait pu voir quelle était la partie de la cellule, protoplasma ou granulations, qui était responsable de ces différentes réactions. Ce n'est que tout récemment que l'on est arrivé à voir que ces dernières semblaient en être le lieu de production.

Constantes mais plus ou moins abondantes, plus ou moins volumineuses suivant les animaux considérés, ces granulations sont fines, arrondies, moins réfringentes que les gouttes de graisse. GRYNFELT a pu les observer chez le chien à l'état frais ; constatation que l'on peut faire sur des coupes d'organe congelé. Nous n'avons cependant pas pu les colorer avec le rouge neutre.

D'après CIACCIO, les unes seraient acidophiles, les autres basophiles. Les grains basophiles sont colorables par la safranine, le rouge magenta, le violet de gentiane, l'hématoxyline ferrique. Par la thionine, le bleu polychrome de Unna, ils se teignent métachromatiquement en vert. Ils sont insolubles dans l'acide acétique, les essences, le xylol, l'éther, mais solubles dans l'alcool absolu, ce qui explique qu'on ne les observe pas après l'inclusion et le montage des coupes par les procédés ordinaires.

Par l'exposition aux vapeurs d'acide osmique, ce sont, d'après MULON, ces grains qui prennent une teinte rose, puis brunissent et noircissent. Cette réaction ne se produit pas sur les coupes préalablement lavées, comme si l'eau de lavage avait entraîné ou dissous la substance qui donne lieu à la production du phénomène. Mais, comme le fait remarquer DELAMARE, cette réaction n'a pas grande signification, car nombreux sont les corps albuminoïdes ou ternaires qui brunissent puis noircissent au contact de l'osmium.

Par l'emploi du perchlorure de fer et de l'ammoniaque, CACCIO, puis MULON, sont parvenus à colorer dans les cellules médullaires une série de granulations présentant une teinte qui varie du violet cuivre au brun intense. Ces granulations seraient donc responsables de la réaction macroscopiquement constatée par VULPIAN.

Enfin, d'après CIACCIO et GRYNFELT, sous l'influence de l'acide chromique et des bichromates, ce sont également ces granulations qui jaunissent d'une façon rapide et intense; c'est donc elles qui seraient les agents de la chromophilie du protoplasma médullaire, ou réaction de HENLE.

Pour CIACCIO, les réactions au perchlorure de fer et au chrome appartiendraient à deux substances différentes, car la réaction chromophile disparaît dix à douze heures après la mort, tandis que la première résiste à la putréfaction.

Quoi qu'il en soit, les deux réactions sont réunies

.dans les mêmes cellules, et il semble bien que ces granulations représentent l'élément caractéristique et spécifique de ces cellules, et que ce sont elles qui donnent le produit actif de la substance médullaire de la surrénale.

Nature histo-chimique de la sécrétion des cellules médullaires. — Partant des réactions spéciales des cellules médullaires, plusieurs auteurs ont cherché, depuis longtemps déjà, à la rapporter à une substance chimique définie. Arnold (1886) et Krukenberg (1885) avaient cru pouvoir y constater la *pyrocatéchine* dont les réactions colorantes concordaient avec celles de l'extrait de capsules surrénales. Cette opinion a été confirmée par Gurber (1897), Holm, Mac-Mumm (1896), Muhlmann (1896), qui admettait tout au moins que la pyrocatéchine se trouve dans la capsule surrénale sous forme de combinaison avec une autre substance inconnue jouant le rôle d'acide.

C'est, du reste, avec ce corps, ou un de ses dérivés que la plupart des auteurs ont voulu, jusqu'à ces dernières années, identifier la substance active de la moelle surrénale : Abel et Crawford y voyaient un dérivé de la pyridine, que von Furth (1897) considérait comme une dioxypyridine hydrogénée à laquelle il proposait de donner le nom de *suprarénine*.

Fraenkel a isolé de l'extrait de surrénale une substance présentant les mêmes réactions colorantes, mais différente de la pyrocatéchine par son insolubilité dans l'éther, et par sa réaction en rose avec l'eau de chaux (tandis que la pyrocatéchine se colore en vert), et qu'il appelle la *sphygmogénine*. D'après lui, cette substance appartiendrait à la série orthodioxybenzol et devait être considérée comme un dérivé azoté de la pyrocatéchine.

Moore (1895), puis Borruttau, après des recherches chimiques sur la surrénale, avaient conclu qu'il s'agissait d'un dérivé de la pipéridine.

Marino-Zucco (1888) avait pensé que la substance active de la surrénale était la neurine, mais les propriétés de ce corps ne correspondent pas à celles de l'extrait de surrénale et son opinion n'a pas été confirmée.

Ces dernières années, on a serré la question de plus près, en essayant d'isoler le principe même de la substance médullaire. Abel (1899) a pu obtenir un produit spécial possédant les mêmes propriétés physiologiques que l'extrait de moelle et qu'il a appelé l'*épinéphrine*. Enfin, Takamine, en 1901, a réussi à isoler de la moelle seule de la surrénale, une substance pure, semblant chimiquement définie, possédant toutes les propriétés chimiques et physiologiques de l'extrait de moelle surrénale et qu'il a appelée l'*adrénaline*.

L'adrénaline a été retrouvée par Aldrich (1902), et son existence a été confirmée par tous les auteurs. Il est bon, cependant, de faire remarquer, comme le fait Abel, que cette substance n'est peut-être pas une individualité chimique absolue, mais un mélange de plusieurs bases. Néanmoins, jusqu'à présent du moins, on peut la considérer comme la véritable sécrétion de la substance médullaire des surrénales, sécrétion se produisant sous la forme de granulations intra-cellulaires, d'où le nom que l'on a donné aux cellules qui les contiennent de *cellules adrénalogènes*.

Les réactions colorantes de l'adrénaline correspondent, en effet, en tous points à celles de l'extrait de moelle, ou encore à celles que nous avons vu se produire au niveau des granulations des cellules médullaires. Avec le perchlorure de fer elle donne une belle coloration vert émeraude; au contact de l'acide osmique, elle prend une teinte rose, puis brune.

Physiologie de la moelle. Propriétés de l'adrénaline. — Nous n'avons pas à envisager ici l'étude complète des propriétés physiologiques de la moelle. Nous en indiquerons seulement les principales, en montrant ainsi quel est le rôle de la substance médullaire des surrénales dans l'organisme par l'intermédiaire de sa sécrétion.

Ses propriétés physiologiques sont absolument les mêmes que celles que plusieurs auteurs (OLIVER et SCHAFER (1896), CYBULSKI (1896), SZYMONOWICKS(1896), VELICH (1896), BIEDL (1896), FRAENKEL, GOTTLIEB, GUINARD et MARTIN (1899), MOORE et PURINTON (1900), GERHARDT (1900), avaient obtenues avec l'extrait de capsules surrénales, ou que MOORE et LANGLOIS avaient constatées avec l'extrait de moelle seule. C'est qu'en effet elle agit à des doses infinitésimales, et injectée dans les veines, même en solution à 1 pour 10.000, elle ralentit le cœur et élève la pression sanguine ; son action est fugace, mais toujours très marquée ; à doses fortes, (0 mg. 1 à 0 mg. 2 par kilogramme, pour le lapin, BATTELLI, BOUCHARD et CLAUDE ; 1 à 2 milligrammes par kilogramme chez le chien, AMBERG), elle amène la mort en moins d'une heure par œdème pulmonaire. D'après DOYON (1902), elle agirait non pas sur les fibres musculaires, mais sur les nerfs inhibiteurs.

La substance médullaire, en déversant l'adrénaline dans le sang au fur et à mesure des besoins de l'organisme, exerce donc une action sur la pression sanguine. Elle ne réagit pas, comme l'écorce, aux intoxications endogènes ou exogènes. Son rôle est indispensable au bon fonctionnement de la circulation et explique la nécessité de sa conservation montrée par les physiologistes.

Enfin, on a voulu faire jouer à l'hyperfonctionnement de la substance médullaire de la surrénale, dans certains cas pathologiques, un rôle dans la production des lésions athéromateuses des artères et de l'hypertension artérielle (Josué). Ceci n'est cependant pas encore complètement élucidé et nous pensons que, dans les expériences sur les animaux, l'adrénaline agit plutôt comme un toxique hypertenseur (Pic et nous-même, expériences inédites) que comme produit spécifique de la capsule surrénale.

PHÉNOMÈNES D'EXCRÉTION DANS LES SURRÉNALES

Nous entendons ici par phénomènes d'excrétion le passage direct soit du pigment, soit des granulations dans le sang des vaisseaux surrénaux, considérés comme les canaux excréteurs de la glande, et que plusieurs auteurs, en outre des phénomènes glandulaires intracellulaires que nous venons d'étudier, se sont efforcés de rechercher au niveau de la surrénale. Nous pensons que la discussion de ces faits est assez importante, au point de vue de la nature glandulaire proprement dite de la surrénale, pour nécessiter un chapitre spécial.

Au niveau de l'écorce, Mulon (1902) a observé le passage direct dans les vaisseaux des amas pigmentaires de la zone réticulée.

Mais c'est surtout au niveau de la substance médullaire que l'on a décrit ces phénomènes de véritable sécrétion holocrine. Manasse (1894) a trouvé dans les veines médullaires, après fixation par le liquide de Muller, entremêlées avec des débris cellulaires, des masses vitreuses ou bien ayant complètement pénétré dans la lumière vasculaire ou adhérentes à la paroi en forme de coin. Il décrit deux sortes de phénomènes d'excrétion : il a vu tout d'abord, dans les veines, surtout dans les petites, des formations en forme de chevilles, composées de cellules parenchymateuses brunes, faisant saillie dans la lumière ; autour de ces formations, il n'y a aucune paroi vasculaire, ni aucun endothélium, et elles sont en communication directe avec les masses intravasculaires. Du reste, dans les petites veines, l'endothélium manquerait en plusieurs endroits, et le contenu des cellules communiquerait directement avec la lumière du vaisseau. En deuxième lieu, il a trouvé dans la capsule surrénale du bœuf et du cheval des lumières semblables à celles des veines, mais n'ayant pas d'endothélium et remplies de masses vitreuses. Dans ces lumières, qu'il regarde comme glandulaires, on peut observer en plusieurs endroits une communication directe entre les cellules médullaires et les masses vitreuses ; elles peuvent renfermer des globules rouges, et on peut trouver également des communications avec des capillaires. Cependant MANASSE avait observé ces masses vitreuses dans les artères médullaires, et il se demande si on se trouve réellement en présence d'un produit de sécrétion.

CREIGHTON a fait les mêmes constatations que MANASSE.

CARLIER (1893), chez un hérisson, a retrouvé des granulations analogues à des granulations qu'il décrit dans les cellules, dans la lumière des sinus veineux, soit seules, soit réunies en tas, à différentes étapes de l'émigration hors des cellules.

Ces produits ont été retrouvés dans le sang des vei-

nes surrénales. Ecker (1846), Gulliver, Gottschau
(1883), Pfaundler (1892), Bield (1896) y ont observé
de très nombreuses granulations réfringentes. Manasse,
chez le chien, y a vu également une grande quantité
de granulations petites, brillantes, incolores, ne chan-
geant pas l'acide osmique.

Hultgren et Andersson (1899) décrivent dans les
cellules médullaires de nombreuses granulations qui
sont expulsées dans les vaisseaux, soit qu'elles passent
directement à travers l'endothélium, soit que cet endothélium manque à certains endroits des capillaires, où
les cellules sont en rapport direct avec la lumière du
vaisseau. Dans ces derniers, les granulations se réu-
nissent en amas ou en chaînettes.

Ciaccio (1903), lui aussi, a rencontré dans les veines
de la substance médullaire des granulations très petites, de la même grosseur et de la même forme que les
granulations protoplasmiques, réunies ensemble de
façon à former des chaînes semblables à celles des strep-
tocoques. Ces chaînes se continuent en plusieurs
points avec le bord cellulaire qui regarde la lumière
de la veine : fréquemment les chaînes sont constituées
par des granulations de même grandeur, d'autres fois,
elles sont interrompues par des granulations plus grosses. Elles donnent l'impression, d'après l'auteur, de
granulations protoplasmiques expulsées des cellules
médullaires, ayant fait issue à travers les canaux cellulaires. Ces granulations prennent une coloration brune
intense avec le perchlorure de fer, comme celles des
cellules elles-mêmes, mais n'ont pas la réaction chromophile ; ce serait donc seulement la substance réagis-

sant avec le perchlorure de fer qui passerait dans les vaisseaux.

Dans certains cas, Auld (1894), Ciaccio ont observé également dans les veines médullaires une substance parfaitement homogène, qui prend les teintes acides et remplit complètement la lumière veineuse.

Enfin Holmgreen (1902) a décrit dans les cellules surrénales les canalicules intracellulaires qu'il a observés dans la plupart des cellules glandulaires, canalicules que Ciaccio a retrouvés dans les cellules corticales et Felicine (1902) dans les cellules médullaires.

Recherches personnelles. — Nous avons souvent observé, chez différents animaux, des phénomènes semblables à ceux que décrivent ces auteurs, et qui, nous l'avouons, nous ont troublé au premier abord. Mais, en réfléchissant, et par une étude plus approfondie de ces faits nous avons pu nous convaincre qu'il n'y a pas au niveau de la surrénale des phénomènes de sécrétion allant à l'encontre de ceux que l'on a l'habitude de voir dans les autres glandes.

Tout d'abord, nous n'avons jamais observé le passage de masses pigmentaires dans les vaisseaux corticaux ; nous croyons que Mulon est le seul auteur à avoir fait semblable constatation, et nous ne pensons pas qu'on puisse voir au niveau de l'écorce aucun phénomène de sécrétion holocrine.

La présence d'une substance homogène, prenant plus ou moins les matières colorantes dans la lumière des veines médullaires, ne nous arrêtera pas longtemps ; elle est, en effet, un produit de coagulation du sang par les fixateurs, et peut s'observer au niveau de n'importe quel organe. Il en est de même des soi-disant cellules hématophages de AULD ; la présence des globules rouges dans l'intérieur des cellules parenchymateuses étant purement artificielle ; ils y sont certainement entraînés par le rasoir comme le prouve leur position superficielle par rapport à la cellule dans les quelques cas où on les rencontre.

Pour ce qui est des granulations intravasculaires, nous les avons constatées chez plusieurs animaux : mais, nous avons été frappé de quelques particularités qu'elles présentent et qui nous font émettre des doutes sur leur origine cellulaire. Tout d'abord, elles ne sont pas constantes chez les individus d'une même espèce animale, c'est ainsi que nous ne les avons rencontrées que trois ou quatre fois seulement sur un grand nombre de lapins, de rats, de hérissons que nous avons pu examiner. Mais, ceci n'est pas un argument de grande valeur, car on peut dire que ces granulations indiquent une activité sécrétoire plus abondante dans certaines conditions physiologiques encore indéterminées.

Mais il en est de plus importants sur lesquels nous insisterons davantage : dans quelques cas où nous les avons constatées, il n'existait aucune granulation semblable dans le parenchyme cellulaire. De plus, si elles sont parfois abondantes dans les veines médullaires, on peut les trouver aussi, comme l'avait déjà vu MANASSE, dans l'intérieur même des grosses artères ; dans un cas, chez un lapin, la coupe passant exactement par l'artère surrénale, bien reconnaissable à sa paroi très épaisse et à sa limitante élastique interne, on pouvait voir cette

dernière présenter dans la lumière un très grand nombre de ces granulations absolument semblables à celles
que l'on trouvait dans les veines de la même surrénale.
Il est certain qu'on ne peut le regarder comme un
produit d'excrétion, les artères ne pouvant dans aucun
cas servir de canaux excréteurs.

D'un autre côté, nous avons examiné par comparaison quelques coupes d'autres glandes, foie, pancréas,
ovaire, fixées et colorées par les mêmes procédés que
nos surrénales, et plusieurs fois nous avons retrouvé,
aussi bien dans les veines que dans les artères, un certain nombre de granulations absolument semblables à
celles des surrénales. Elles ne peuvent donc pas être
interprétées comme un produit d'excrétion spécifique
de cet organe.

Enfin, il faut bien faire une distinction entre les différentes granulations que l'on peut rencontrer dans
l'intérieur des vaisseaux médullaires ; les unes sont
irrégulières, souvent crénelées, et sont mêlées à des
globules rouges plus ou moins altérés ; ce sont certainement ces granulations qu'ont décrites les premiers auteurs, et qui ne sont autre chose que des
débris de globules sanguins altérés par l'action du
fixateur.

Les autres sont petites, arrondies, à contour régulier,
se différenciant nettement des précédentes, et se colorant intensément par l'hématéine ou l'hématoxyline
ferrique. Ce sont les seules importantes à considérer.
Pour la plupart des auteurs qui les ont signalées et
qui admettent leur origine cellulaire, elles passeraient
dans le vaisseau, soit directement à travers l'endo-

thélium, soit par des solutions de continuité présentées par cet endothélium.

Or, pour les glandes à sécrétion interne, on admet généralement que les produits sécrétés par la cellule passent à l'état liquide par osmose à travers l'endothélium vasculaire. Il est en effet assez difficile de comprendre comment des granulations, qui représentent toujours un certain volume, passent ainsi directement à travers une paroi vasculaire.

L'hypothèse de solutions de continuité présentées par l'endothélium vasculaire n'est guère plus admissible ; jamais on ne les a constatées dans aucune glande, et il n'y a aucune raison pour la surrénale de faire exception. Et si, sur des coupes minces, il est fréquent de rencontrer par place des sortes de coins de cordon cellulaire où la paroi endothéliale vasculaire semble manquer, c'est que cette paroi est coupée très obliquement, et il est facile de se rendre compte sur des coupes en série que ces coins cellulaires se continuent plus loin avec le reste d'un cordon cellulaire dont la paroi vasculaire absolument nette n'offre aucune trace de solution de continuité.

L'obliquité de la coupe d'un cordon cellulaire explique aussi la présence au milieu d'un vaisseau de deux ou trois cellules, que l'on peut croire rejetées dans le courant sanguin, mais que les coupes suivantes montrent se continuant avec un cordon cellulaire parfaitement homogène. Il n'y a donc, dans la substance médullaire, du moins dans les conditions ordinaires, aucun phénomène qui permette de penser à une sécrétion holocrine.

Cependant, nous devons dire que deux fois nous avons observé des faits particuliers qui nous font dire qu'il n'en est ainsi au moins que dans les conditions ordinaires. Dans la surrénale d'un cheval, nous avons constaté à l'intérieur de plusieurs veines médullaires la chute de cordons cellulaires presque entiers contenant, en même temps qu'un protoplasma plus ou moins granuleux, des noyaux très nets et à peu près intacts. Mais ce cheval présentait en outre des altérations pathologiques manifestes, et avait été abattu à l'Ecole Vétérinaire, pour une maladie dont nous n'avons pu préciser la nature.

Une autre fois, dans la surrénale d'un lapin, nous avons pu suivre sur des coupes en série la chute dans une lumière vasculaire à travers une déchirure manifeste de la paroi d'une assez grosse veine, d'un paquet cellulaire. Mais ce lapin avait subi pendant plusieurs mois consécutifs des injections répétées d'adrénaline à petites doses, ce qui le mettait dans des conditions pathologiques spéciales. Ces faits, joints à celui que nous avons indiqué chez le hérisson, nous permettent de conclure que les apparences de sécrétion holocrine ne se rencontrent dans la surrénale que comme une altération pathologique.

Au sujet des canalicules de HOLMGREEN, sans en avoir fait un objet d'étude spéciale, nous avons pu observer sur une surrénale de cobaye, dans les cellules de la zone réticulée, après fixation par le liquide de Bouin, des formations intracellulaires répondant assez bien à la description de cet auteur. Néanmoins, nous sommes assez porté à les considérer, comme du reste le font beaucoup d'auteurs pour ceux des autres glandes, comme des productions artificielles produites par les fixateurs spéciaux, au niveau des nombreux produits d'élaboration de la cellule corticale.

Les phénomènes de sécrétion si particuliers que décrivent les auteurs au niveau de la moelle de la surrénale se réduisent donc à peu de chose, après toutes ces considérations : à la présence de granulations spéciales à l'intérieur des vaisseaux. Celles-ci peuvent s'expliquer de plusieurs façons ; on peut les regarder comme des produits artificiels dus à l'action des fixateurs sur le sang. On pourrait y voir aussi des déformations globulaires sous l'influence de la sécrétion même de la substance médullaire, et ceci cadrerait avec la fonction hématolytique que certains auteurs (LŒPER et CROUZON) veulent faire jouer à la glande surrénale.

Elles pourraient n'être autre chose, en admettant à la rigueur leur origine cellulaire, que le produit de sécrétion de la substance médullaire ayant passé par osmose à travers l'endothélium vasculaire, et se retrouvant dans le sang, soit naturellement, soit sous l'action des fixateurs, sous forme de granulations. Plusieurs auteurs ont en effet constaté la présence de l'adrénaline dans le sang des veines capillaires : VULPIAN avait déjà vu que le sang de ces veines donnait la réaction caractéristique avec le perchlorure de fer. CYBULSKI, BIEDL, LANGLOIS, DREYER, SALVIOLI et PEZZOLINI ont démontré que ce sang, injecté dans les veines d'un animal, provoque la réaction physiologique caractéristique, l'élévation de la pression sanguine. Enfin

Battelli (1902) a pu déceler des traces d'adrénaline dans le sérum normal.

Quoi qu'il en soit, et sans prendre parti dans cette question qui n'est pas tranchée, nous voyons qu'il est inutile de chercher dans la substance médullaire, pas plus que dans la substance corticale de la surrénale, des phénomènes de sécrétion et d'excrétion particuliers; et que, si cet organe a un fonctionnement glandulaire intense, il se fait à la façon des autres glandes mérocrines, par rétention, absorption et destruction des produits toxiques au niveau de l'écorce, et par sécrétion au niveau de la moelle, et déversement, par osmose dans le sang, d'une substance agissant sur la pression sanguine.

CONCLUSIONS

I. Il y a lieu de distinguer dans les glandes surrénales, les phénomènes de sécrétion de la substance corticale de ceux de la substance médullaire.

II. Dans les cellules de la substance corticale, on observe un certain nombre de phénomènes en rapport avec l'activité sécrétoire :

a) Variation de forme et de chromaticité des noyaux;

b) Présence dans le protoplasma des cellules de la zone réticulée de formations ergastoplasmiques ;

c) Présence dans le potoplasma de corps qui sont des produits d'élaboration de la cellule : vacuoles contenant des graisses colorées, les unes en noir ou en gris par l'acide osmique, les autres en bleu par l'hématoxyline cuprique, grains colorés par les mêmes méthodes, grains ou amas pigmentaires.

III. On ne possède aucune donnée histologique permettant d'affirmer que ces derniers corps passent dans le sang. Il se peut qu'ils y soient éliminés par voie d'osmose ; mais un certain nombre d'entre eux restent peut-être dans les cellules. Il est permis de supposer que ces derniers servent de « concentrateurs » aux produits toxiques apportés aux cellules. .

IV. Dans la substance médullaire, on peut observer aussi des phénomènes en rapport avec la sécrétion :

a) Polymorphisme et variation de chomaticité des noyaux;

b) Variation de colorabilité du protoplasma ;

c) Dans quelques cas exceptionnels, formation de vésicules où s'accumulent les produits de sécrétion des cellules ;

d) Chez quelques animaux, différenciations protoplasmiques analogues aux Nebenkern des cellules pancréatiques,

e) Réactions chimiques spéciales des cellules médullaires.

V. On a vu dans les vaisseaux de la substance médullaire différents corps figurés qu'on a considérés comme des produits de sécrétion sortis par effraction des cellules. Mais la plupart de ces corps n'ont rien de commun avec les produits de sécrétion des cellules médullaires. On a toutes sortes de raisons pour penser que l'excrétion exocellulaire s'effectue, dans la surrénale, par exosmose, et non par effraction de la paroi vasculaire.

INDEX BIBLIOGRAPHIQUE [1]

ALEXANDER (C.), Die Nebennieren and ihre Beziehungen zum Nervensystem *(Beiträge zur pathol. Anat. und zur allgemeinen Pathologie*, Bd XI, Heft I, 1891).

ARNOLD (Julius), Ein Betrag zu der feineren Struktur und dem Chemismus der Nebennieren *(Virchow's Archiv*, Bd XXXV, 1866).

AULD, *British med. Journal*, 1894 et 1896.

BARDIER et BONNE, Modifications produites dans la structure des surrénales par la tétanisation des muscles *(Soc. de biol.*, 14 mars 1903, et *Journal de l'anat.*, 1903).

BARONCINI (L.) et BERRETTA (A.), Ricerche istologiche sulle modificazioni degli organi nei mammiferi ibernanti *(La Riforma medica*, Anno 17, vol. I, nº 7, 1901).

BERNARD et BIGART, Note sur quelques points de l'histologie normale de la capsule surrénale du cobaye *(Société anatomique*, 31 octobre 1902).

[1] Nous ne citerons ici que les travaux ayant trait aux phénomènes glandulaires des surrénales et que nous avons nous-même consultés. Nous renvoyons pour la bibliographie complète au point de vue histologique et physiologique au mémoire de HULTGREN et ANDERSSON et aux articles de :

DOYON, in *Traité de physiologie*, de MORAT et DOYON, t. I, 1904.

DELAMARE, *Traité d'anatomie humaine*, de POIRIER et CHARPY, t. V, 1904.

NOÉ. Adrénaline. Étude chimique *(Archives générales de médecine*, 28 juin 1904).

— Adrénaline. Etude biologique *(id.* 4 et 10 octobre 1904).

Bernard et Bigart, Etude anatomo-pathologique des capsules
    surrénales dans quelques intoxications expérimentales
    (Soc. de biol., 8 novembre 1902, et Journal de physio-
    logie et de pathologie générale, nov. 1902).
— Note sur la graisse des capsules surrénales de l'homme
    (Société anatomique, 28 nov. 1902).
— Réactions histologiques des surrénales au surmenage
    musculaire (Soc. de biol., 5 déc. 1902).
Bernard, Bigart et Labbé, Importance de la lécithine dans les
    fonctions de la capsule surrénale et sa sécrétion par cet
    organe (Soc. de biol , 24 janvier 1903 ; Presse médi-
    cale, 28 janvier 1903).
Bonnamour, Recherches histologiques sur la sécrétion des cap-
    sules surrénales (Compte rendus de l'Ass. des anato-
    mistes, IVᵉ session, Montpellier).
Bonnamour et Policard, Note sur la graisse des capsules surré-
    nales de grenouille (Soc. de biol., 4 avril 1903 ; Comptes
    rendus de l'Ass. des anatomistes, Vᵉ session, Liège
    1903).
Brunn (Von), Ein Beitrag zur Kenntniss des feineren Baues und
    der Entwickelung der Nebennieren (Arch. f. mikros.
    Anat., Bd VIII, 1872).
Canalis, Contribution à l'étude du développement et de la
    pathologie des capsules surrénales (Internat. Monat-
    schrift für Anat. und Phys., Bd IV, 1887).
Carlier, Note on the struture of the suprarenal body (Anat.
    Anz., Bd VIII, nº 12 und 13, 1893)
Ciaccio, Communicazione sopra i canaliculi di secrezione nelle
    capsule suprarenali (Anat. Anz., Bd XXII, nº 22,
    1902).
— Ricerche sui processi di secrezione cellulare nelle capsule
    surrenali dei Vertebrati (Anat. Anz., Bd XXIII, nº 16 -
    17, 1903).
— Sui caratteri istologici e microchimici delle cellule chro-
    maffine (Anat. Anz., nº 9, Janvier 1904).
Creighton, A theory of the homologie of the suprarenal based

on observations *(Journal of Anat. and Physiol.,* vol. XIII, 1879).

Da Costa, Sobre alguns pormenores de estructura da capsula suprarenal dos mammiferos *(Medicina Contemporanea,* Lisboa, 1904).

Delamare, Recherches sur la sénescence de la glande surrénale *(Soc. de biol.,* 23 oct. 1903).

Diamare, Sulla morfologia delle capsule renali *(Anat. Anz.,* Bd XV, 1895).

Dostojewsky, Ein Beitrag zur mikroskopischen Anatomie der Nebennieren der Säugethiere *(Arch. f. mikr. Anat.,* Bd XXVII, 1886).

Ebner (Von), Nebennieren *(Kolliker's Handbuch der Gewebelehre des Menschen,* Bd III, erste hefte, 1899).

Felicine (Lydia), Beitrag zur Anatomie der Nebenniere *(Anat. Anz.,* Bd XXII, n° 7, 17 oct. 1902).

Gottschau, Ueber die Nebennieren der Säugethiere *(Biol. Centralblatt,* Bd III, 1883).

Grandry, Mémoire sur la structure de la capsule surrénale de l'homme et des animaux *(Journal de l'anatomie et de la physiologie,* 1867).

Grynfelt, Sur la présence de granulations spécifiques dans les cellules chromaffines de Kohn *(Compte rendu de l'Ass. des Anatomistes,* V° session, Liège, 1903).

Guarnieri et Magini, Etude sur la fine structure des capsules surrénales *(Archives ital. de biol.,* t. X, 1888).

Guieysse, La capsule surrénale chez la femelle du cobaye en gestation *(Soc. de biol.,* 18 nov. 1899).

— La capsule surrénale du cobaye (th. Paris, 1899, et *Journ. de l'Anat. et de la phys.,* 1899).

Holmgreen, Ueber die Selftkanälchen der Leberzellen und der Epithelzellen der Nebennieren *(Anat. Anz.,* Bd XXII, n° 1, 20 sept. 1902).

— Weitere Mittheilungen über Trophospongienkanälchen der Nebennieren vom Igel *(Anat. Anz.,* Bd XXII, n° 22, 1902).

Hultgren et Andersson, Etude sur la physiologie et l'anatomie des capsules surrénales (Skandinaves Archiv für Physiologie, Bd IX, 1899).

Kohn (A.), Ueber die Nebennieren (Prager med. Wochensch., 1898).

— Die chromaffinen Zellen des Sympathicus (Anat. Anz., Bd XV, 1899).

Manasse, Ueber die Beziehungen der Nebennieren zu den Venen und den venösen Kreislauf (Arch. f. path. Anat., Bd CXXXV, 1894).

Martinotti, Contribution à l'étude des capsules surrénales (Arch. ital. de biol., t. XXVII, 1892),

Muhlmann, Zur Histologie der Nebenniere (Arch. f. path. Anat., Bd CXLVI, 1896).

Mulon, Les cellules spongiocytes des capsules surrénales chez le cobaye et le chien (Soc. de biol., 22 nov. 1902).

— Sécrétion et excrétion des surrénales chez le cobaye (Soc. de biol., 27 déc. 1902).

— Sur une localisation de la lécithine dans les capsules surrénales du cobaye (Soc. de biol., 17 janvier 1903).

— Note sur une réaction colorante de la graisse des capsules surrénales du cobaye (Soc. de biol., 4 avril 1903).

— Divisions nucléaires et rôle germinatif de la couche glomérulaire des capsules surrénales du cobaye (Soc. de biol., 9 mai 1903).

— Sur une réaction de l'adrénaline in vitro, son application à l'étude des surrénales (Soc. de biol., 23 janvier 1904).

— Spécificité de la réaction chromaffine : glandes adrénalogènes (Soc. de biol., 23 janvier 1904).

— Sur le pigment des capsules surrénales chez le cobaye (Comptes rendus de l'Ass. des anatomistes, Ve session, Liège, 1903).

— Action de l'acide osmique sur la graisse surrénale et les graisses en général (Comptes rendus de l'Ass. des anatomistes, VIe session, Toulouse, 1904).

Oppenheim et Lœper, Lésions des glandes surrénales dans quelques intoxications expérimentales *(Soc. de biol.*, 8 février 1902).

PETTIT (A.), Recherches sur les capsules surrénales *(Soc. de biol.*, 1896; *Journal de l'anat. et de physiol.*, 1896; *Presse médicale*, 16 déc. 1896).

PFAUNDLER, Zur Anatomie der Nebenniere *(Sitzungber. der Kaiserl. Akademie der Wissenschaften in Wien*, 1892).

PIC, Des sécrétions glandulaires internes *(Province médicale*, 1892).

PILLIET, Etude histologique sur les altérations séniles de la rate, du corps thyroïde et de la capsule surrénale *(Archives de médecine expérimentale*, vol. V, 1891).

PLECKNICK, Zur Histologie der Nebenniere des Menschen *(Arch. für mikrosk. Anat. und Endwickel.* Bd LX, 10 juin 1902).

REGAUD, Etudes sur la structure des tubes séminifères *(Arch. d'anat. micros.*, t. IV. nov. 1903 ; *Comples rendus de l'Ass. des anatomistes*, Vᵉ session, Liège, 1903).

— Sur les variations de chromaticité des noyaux dans les cellules à fonction sécrétoire *(Soc. de biol*, 11 janvier 1902).

REGAUD et POLICARD, Notes histologiques sur l'ovaire des mammifères *(Soc. de biol.*, 27 avril 1901; *Comptes rendus de l'Ass. des anatomistes*, IIIᵉ session, Lyon, 1901),

— Notes histologiques sur la sécrétion rénale *(Soc. de biol.*, 28 déc. 1901).

RENAUT, Capsules surrénales *(Traité d'histologie pratique*, t. II, fasc. II).

— Sur quelques phénomènes intimes de la nutrition et des sécrétions *(Congrès d'hydrologie*, 30 sept. 1902 ; *Bulletin général de thérapeutique*, février 1903).

STILLING, Zur Anatomie der Nebennieren *(Arch. f. mikr. Anatomie*, Bd LII, 1898).

— Die chromophilen Zellen und Körperchen des Sympathicus *(Anat. Anz.*, Bd XV, n° 13, 31 déc. 1898).

Vincent Swale, The comparative histology of the suprarenal capsule *(Internat. Monatschr. f. Anat. und Phys.,* Bd XV, 1898).

— The carotid gland of mammalia and its relation to the suprarenal capsule *(Anat. Anz.,* Bd XVIII, nᵒˢ 2 et 3, 1900).

Vulpian, Notes sur quelques réactions propres à la substance des capsules surrénales *(Comptes-rendus de l'Acad. des sciences,* 1856).

EXPLICATION DES FIGURES

EXPLICATION DES FIGURES

Fig. I. — Cellules de la zone fasciculée de là substance corticale du rat. Fix. Bouin. Col. hématoxyline ferrique. — *v*. Vacuoles régulières. — *n*. Noyaux.

Fig. II. — Cellules de la zone fasciculée de la substance corticale du rat. Fix. Flemming. Montage dans la glycérine. Irrégularité des vacuoles graisseuses. — *v. n.* Vacuoles colorées en noir par l'acide osmique. — *v. c.* Vacuoles colorées en gris par l'acide osmique.

Fig. III. — Cellules de la zone réticulée de la substance corticale du rat. Fix. Tellyesniczki. Col. hématoxyline cuprique. — *v.* Vacuoles irrégulières colorées en bleu clair. — *g.* Grains colorés en bleu. — *n.* Noyaux restés incolores.

Fig. IV. — Cellules de la substance médullaire d'un hérisson. Fix. Bouin. Col. hématéine-éosine. — *n.* Noyaux. — *c. p.* Condensation protoplasmique.

Fig. V. — Substance médullaire d'un hérisson femelle. Formation vésiculaire dans un cordon cellulaires. Fix. Tellyesniczki. Col. hématoxyline ferrique. — *s. c.* Prolongement de la substance corticale. — *a.* Amas protoplasmique avec deux noyaux à l'intérieur de la vésicule. — *c.* Cellule qui a déversé son contenu dans la vésicule.

Toutes ces figures ont été dessinées à la chambre claire, Oc. compensateur 4. Obj. imm. hemo. Nachet 1/120, projection sur la table de travail ou à hauteur de la platine du microscope.

Lyon. — Imprimerie A. REY, 4, rue Gentil. — 37928

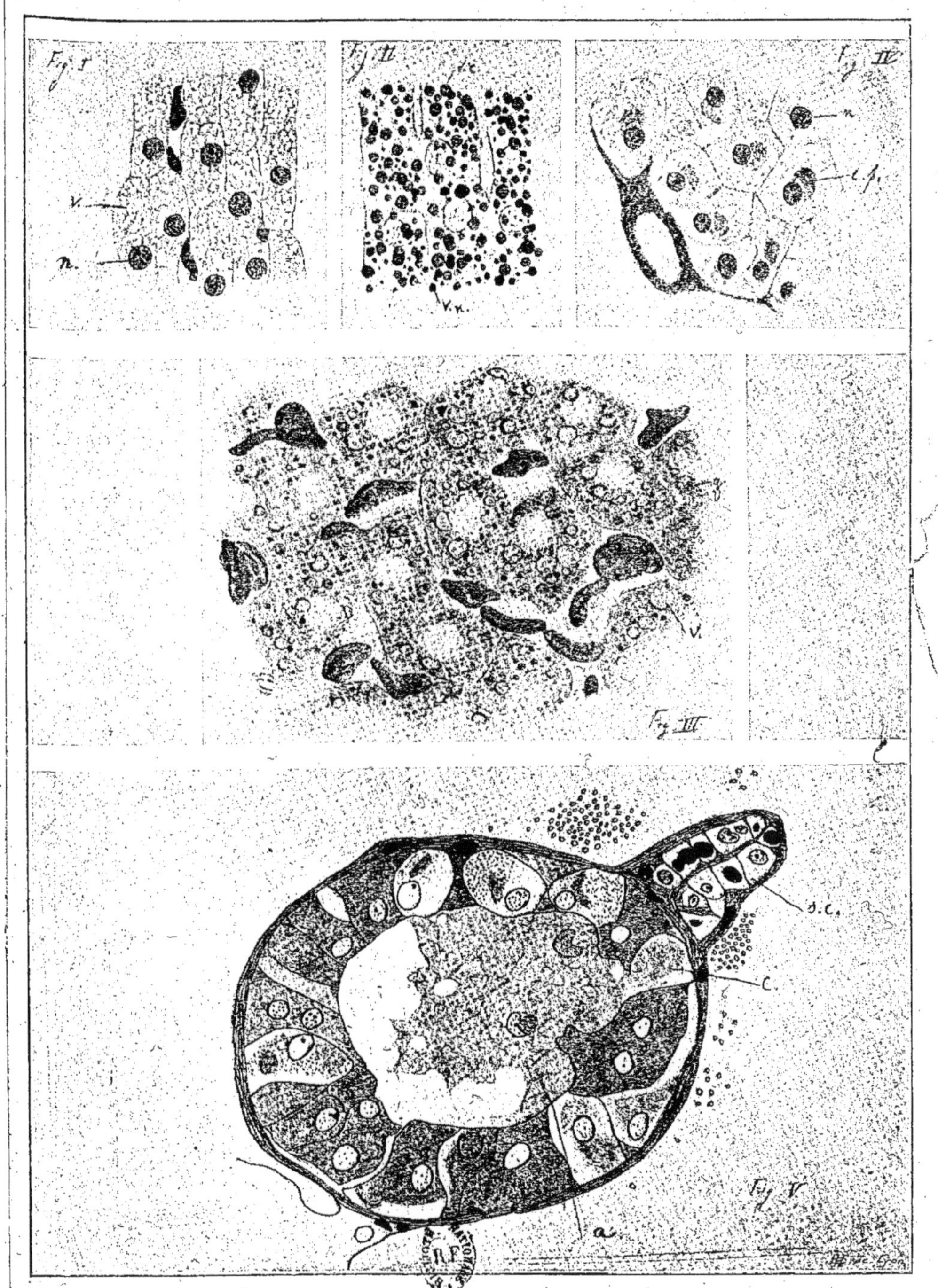

Fig. I
v.
n.
Fig. II
v.k.
Fig. IV
n.
l.p.
Fig. III
v.
Fig. V
v.c.
c.
a.

www.ingramcontent.com/pod-product-compliance
Ingram Content Group UK Ltd.
Pitfield, Milton Keynes, MK11 3LW, UK
UKHW022051070726
13613UKWH00002B/781